최고의 노후

Successful Aging: 5Ms To Live Well Until We Die

질병 없이 건강하게,
행복한 노년을 만드는 비밀

최고의 노후

야마다 유지山田悠史 지음 | 김동연 옮김

루미너스
LUMINOUS

미국노년의학회가 제안하는
건강한 노후에 필수적인 다섯 가지

장수 국가로 알려진 일본에서 평균적으로 남성은 약 81세, 여성은 약 87세까지 산다고 한다.[1]* 하지만 '산다'는 것 못지않게 사람들에게 중요한 또 한 가지는 '건강하게 자립적으로 살기'일 것이다. 이 차이를 명확히 하고자 평균수명과는 다른 건강수명이라는 개념이 별도로 존재한다.

건강수명이란 말 그대로 '건강하게 자립적인 생활을 영위하는 기간'을 의미한다. 건강수명과 평균수명을 비교해보면 노화와 관련된 과제가 극명하게 드러난다.

일본인의 건강수명은 남성이 약 72세, 여성이 약 75세라고 보고되고 있다.[1] 이 말은 곧 일본인은 평균적으로 생의 마지막 10여 년을 누군가의 지원이나 돌봄 속에서 살아간다는 뜻이 된다. 비록 현실은 그렇지만, 할 수만 있다면 누구나 생이 끝나는 그날까지 다른 사람의 손을 빌리지 않고 살다가 가기를 바라지 않을까.

놀라운 것은, 그게 불가능한 일이 아니라는 사실이다. 실제로 죽기 전까지 건강하게 독립적인 삶을 유지하며 살다가 가는 사람이 있다.

그렇다면 남은 마지막 10년까지도 건강하게 자립해 살려면 어떻게 해야 할까?

고려해야 할 사항이 몇 가지 있는데, 이것을 다섯 가지 개념으로 정리한 것이 '5M'이다. 2017년 캐나다와 미국의 노년의학회에서 최초로 주장했다.[2]

[5M]

Mobility	몸 (신체 기능)
Mind	마음 (인지기능, 정신상태)
Medications	약 (다약제 복용)
Multicomplexity	예방 (다양한 질환)
Matters Most to Me	삶의 의미 (인생의 우선순위)

---

* 한국인의 기대수명은 남성이 80.6세, 여성이 86.6세로 보고된 바 있다. 통계청 조사 2021년 기준.
 - 편집자 주(이하 생략)

5M 개념은 미국의 노년의학 전문의에게 큰 영향을 미쳐 지금은 고령자를 진료하는 기본 지침이 되었다. 나 역시 뉴욕에 있는 대학병원의 노년의학 전문의로서 평소 5M을 바탕으로 환자를 진료한다.

나는 일본에서 의사로 일하다가 고령자 진료의 방향성에 의문을 느껴 유서 깊은 병원에서 새롭게 배우고자 뉴욕으로 건너왔다. 내가 소속된 마운트 시나이 의과대학에는 미국 최대 규모의 노년의학과가 있고 100명 이상의 의사가 근무하며, 뉴욕 시내 전역을 대상으로 방문 진료부터 입원 진료까지 폭넓게 고령자를 진료한다. 이런 대학병원에서 배운 나조차 '눈이 번쩍 뜨일' 만큼 놀라웠던 사고가 5M이다. 우리 의료기관에서는 일상의 진료 현장은 물론, 수련의나 의대생의 교육 현장에서도 이 개념을 자주 활용한다.

일본에선 아직 보편화된 개념이 아니지만 5M은 고령자 진료 현장에서 유용하게 활용할 수 있을 뿐 아니라, 더 젊은 세대가 현명하게 나이들기 위한 지침이 되기도 한다.

사실 젊어서는 해야 할 일도 많고, 일상이 분주해서 자신을 돌보기가 쉽지 않다. 빠르게 변하는 세상 속에서 살아남으려면 남보다 더 일해야 하고, 쉬는 것조차 내 마음대로 하기 어렵다. 이렇게 쌓인 스트레스는 지친 몸과 마음을 회복하는 방식이라기보다 쾌락적이거나 파괴하는 방식으로 풀기 쉽다.

젊어서는 그렇게 해도 별 문제가 없을지 모른다. 하지만 지금껏 괜찮았다고 앞으로도 괜찮은 건 아니다. 한 살이라도 젊을 때부터 몸과 마음을 다스리고 생활습관을 바로잡아야 한다. 이러한 노력은 무엇과도 바꿀 수 없는, 건강하고 행복한 노후로 이어진다.

　　그러면 5M이란 구체적으로 무엇을 말하는 것인지 하나씩 알아보자. 더불어 노화로 인해 어떤 일이 발생하는지, 노화에 따른 문제를 예방하고 '최고의 노후'를 보내려면 어떻게 해야 하는지도 알아보자.

미국노년의학회가 권장하는
노후 건강에 꼭 필요한 **5M**

1 **M**obility [몸]

——— 신체 기능

2 **M**ind [마음]

——— 인지기능, 정신상태

3 **M**edications [약]

——— 다약제 복용

4 **M**ulticomplexity [예방]

——— 다양한 질환

5 **M**atters Most to Me [삶의 의미]

——— 인생의 우선순위

몸
Mobility

노후에 꼭 필요한 Mobility는 '가동성'이나 '이동성'으로 바꿔 말할 수 있다. 신체의 기능, 즉 '몸을 어느 정도 움직일 수 있는가'를 의미한다.

젊어서는 아무런 도움 없이 자유롭게 활동하던 사람도 나이가 들면 지팡이나 보행기가 필요한 순간이 온다. 휠체어 생활을 하거나 몸져눕는 사람도 있다. 언뜻 보기에 걷기 능력에 문제가 없어 보이는 사람에게도 낙상 위험이 증가한다. 한 번의 낙상 사고로 심각한 골절이 생기면 한순간에 활동 능력이 떨어질 수 있다.

늙어서 잘 걷고 움직이려면 젊을 때부터 부지런히 몸을 돌봐야 한다. 신체 기능에 맞는 보조 기구를 활용하거나 낙상을 예방하기 위한 노력도 필요하다.

마음
Mind

노후에 꼭 필요한 Mind는 '마음'이나 '지성'을 의미하며, 동시에 기분이나 인지기능, 정신상태 등을 가리킨다. 나이들어 건강한 노후를 보내려면 마음건강에도 주목해야 한다.

치매나 우울증은 고령자에게 자주 문제가 되는 질환이다. 아무리 몸이 건강해도 뇌나 마음이 건강하지 않으면 결국 몸 상태가 나빠져 다른 사람의 도움이 필요하게 된다. 또한 우울증이 인지기능을 떨어뜨리거나 치매가 우울증을 초래하는 등 서로 영향을 주고받기 때문에 더 주의할 필요가 있다. 고령자는 다른 세대보다 자살률이 높다는 특징이 있다.

신체 건강만이 아니라 뇌와 마음의 건강에 대해서도 관심 있게 지켜보고, 현재 상태를 정확히 파악해 문제를 예방해야 한다.

약

Medications

노후에 꼭 필요한 Medications는 '약'을 가리킨다. 나이가 들면 몸이 늙기 때문에 자연히 없던 병이 하나둘 생긴다. 그러다 보면 약이 점점 늘어 다량의 약을 먹게 된다.

하루에 복용하는 약의 수가 매우 많은 상태를 '다약제 복용'이라고 한다. 약이나 질환의 성격상 어쩔 수 없이 오랫동안 약을 먹어야 할 때도 있고, 먹는 편이 좋은 약도 분명히 있다. 하지만 한편으론 그만 둘 수 있는 약이나 그만두는 편이 좋은 약이 있는데 의사나 환자가 이를 인지하지 못해 계속 복용하게 되는 경우가 적지 않다. 고령이 되면 이렇게 다약제 복용이 만연하게 된다.

나이가 들면 약과의 현명한 동행이 필요하다.

예방
Multicomplexity

노후에 꼭 필요한 Multicomplexity는 일반적으로 '다양한 질병을 안고 있는 상태'를 일컫는데, 여기서는 이를 미연에 방지해야 한다는 관점에서 '예방'이라는 용어를 사용했다. 쉽게 말하면 다양한 질환을 예방해야 한다는 뜻이다.

나이가 들수록 생활습관병, 암, 감염증, 심장질환 등 다양한 질병의 위험이 증가한다. 이들 중에는 운이 나빠서 발병하는 질환도 있지만, 노력하면 예방할 수 있는 질환도 많다.

갖가지 질환을 예방하기 위해 할 수 있는 일, 그리고 여러 질환과 똑똑하게 동행하는 방법에 대해 생각해보도록 하자.

삶의 의미
Matters Most to Me

노후에 꼭 필요한 마지막 요소로서 잊어선 안 되는 것이 Matters Most to Me이다. 즉, '나의 인생에서 무엇이 가장 중요한가'라는 관점을 의미한다.

사람에게는 저마다 삶의 목표나 방식, 기호가 있다. 자리보전하더라도 무조건 오래 살고 싶다고 생각하는 사람이 있는가 하면, 누구에게도 의존하지 않고 사는 삶을 중요하게 여기는 사람도 있다. 등산 애호가라면 등산 없는 삶은 의미가 없을지도 모른다.

이처럼 삶의 의미와 자신에게 가장 중요한 것은 무엇인지, 이를 통해 어떤 삶을 살고 싶은지 아는 일도 현명하게 나이를 먹는 과정에서 중요한 사항이다.

2장 **치매에도 우울증에도 걸리지 않는다**
　　_ 마음 [Mind]

치매가 반드시 알츠하이머병은 아니다   94

3장 약을 최적화한다
_ 약 [Medications]

4장 질병을 예방한다, 현명하게 동행한다
_ 예방 [Multicomplextiy]

5장 나에게 무엇이 중요한가
_ 삶의 의미 [Matters Most to Me]

노화로 이렇게 된다

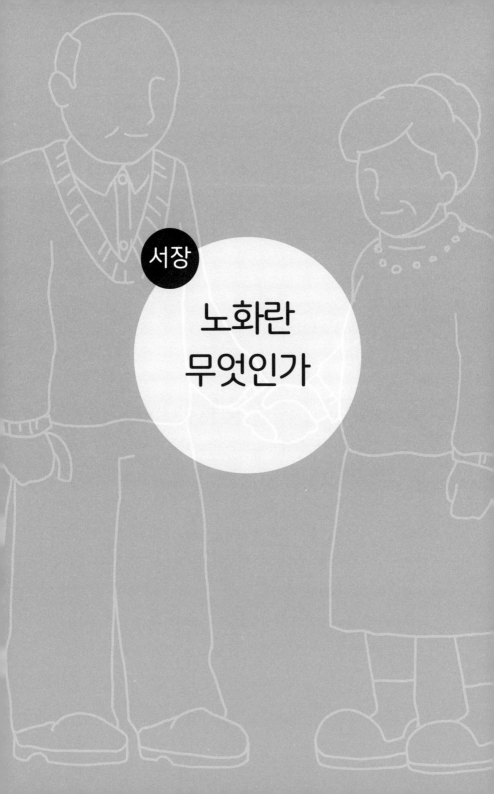

서장

노화란
무엇인가

나이가 들면 우리 몸에는
어떤 변화가 생길까

"나이스 볼!"

내가 힘껏 공을 던지면 제멋대로 날아가는 공을 민첩하게 잡아채면서 항상 큰 소리로 외쳐주던 할아버지. 일흔이 넘어서도 허리와 다리가 꼿꼿해서 내 전력투구를 아주 간단히 잡아냈다.

의사인 아버지가 일로 거의 집에 없었기 때문에 한부모가정이나 마찬가지였던 내 유년기는 할아버지의 존재를 빼놓고는 말할 수 없다. 하루 일과였던 할아버지와의 캐치볼 시간은 가족 간 대화를 나누고 혈육의 정을 느끼는 소중한 시간이었다.

그로부터 몇 년 뒤 할아버지는 뇌경색으로 쓰러졌다. 그 일로 캐치볼은 커녕 겨우 걷기만 할 수 있었고, 방금 한 말도 듣자마자 잊어버리기 일쑤였다.

"할아버지, 머리가 나빠졌어."

할아버지는 곤란한 표정을 지으며 아직 어린 나에게 말했다. 캐치볼은 고사하고 대화조차 제대로 나눌 수 없기에 느꼈던 쓸쓸함과, 무엇보다 할아버지의 당황해하는 얼굴을 보기 힘들었던 기억이 지금도 있다.

할아버지의 변화과정은 어쩌면 내가 인생에서 처음 피부로 경험한 노화과정이었는지 모른다. 그때까지 나는 조부모도 부모도 하루하루 나이를 먹는다는 사실을 알지 못했다. 모든 사람이 한결같은 모습으로 살아간다고 착각한 것이다.

하지만 살아 있는 사람은 반드시 나이를 먹는다. 그리고 나이를 먹는 과정에서 생기는 변화는 '노화'라는 한마디로 정리된다. 노화라고 하면 사람들은 피부에 주름이 늘고 허리와 다리가 약해져 결국 자리보전하는 과정을 떠올릴지 모른다. 물론 그것도 노화과정의 일부이긴 하다. 그러나 모든 사람이 똑같은 모습으로 늙어가지는 않는다.

나이듦은 모든 사람에게 공평하게 일어나는 일이지만, 노화란 저마다 얼굴과 성격이 다르듯이 그 과정과 속도 또한 천차만별이다. 나의 할아버지처럼 70세에도 캐치볼을 하는 사람이 있는가 하면, 똑같은 나이에 노화로 누워지내는 사람도 있다.

이 차이는 어디에서 올까? 100세까지 장수하며 두 발로 걷고 움직이기 위해 지금부터 할 수 있는 일은 없을까? 아니면, 이 모두가 유전자에 각인되어 있어서 인간의 힘으로는 바꿀 수 없는 운명 같은 걸까?

쌍둥이의 수명 비교

한날한시에 태어난 쌍둥이의 수명은 어떨까. 같을까 아니면 다를까?

이 질문의 답에 힌트가 되는 흥미로운 연구가 있다. 덴마크에서 이루어진 쌍둥이 연구가 그것이다. 덴마크 연구자들은 유전자 정보가 장수에 얼마나 영향을 끼치는지 확인하기 위해 일란성쌍둥이와 이란성쌍둥이의 수명이 어느 정도 유사한지 조사했다.[1]

일란성쌍둥이는 1개의 난자와 1개의 정자가 만나 수정된 수정란이 2개로 분화하여 태어난 쌍둥이다. 이란성쌍둥이는 2개의 난자가 각각 다른 정자와 수정하여 태어난 쌍둥이다. 일란성은 유전 정보가 거의 100퍼센트 일치하는 쌍둥이가 태어나지만, 이란성은 평균 50퍼센트의 유전 정보만 공유한다. 다시 말해, 만약 유전자 정보로 수명이 결정된다면 이란성쌍둥이보다 일란성쌍둥이 간의 수명이 더 유사할 것이라는 가설을 세울 수 있다.

연구 결과에 따르면 60세 미만 시점에서는 유전자와 수명은 거의 상관관계를 보이지 않았지만, 60세 이후에는 일란성쌍둥이 간의 수명이 점차 가까워지는 양상을 보였다고 한다. 한쪽 쌍둥이의 수명이 1세 증가할 때마다 이란성쌍둥이의 나머지 한쪽은 평

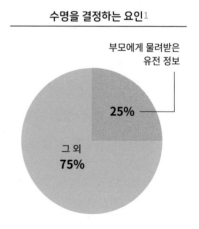

수명을 결정하는 요인[1]

부모에게 물려받은
유전 정보

25%

그 외
75%

서장 노화란 무엇인가

균 0.21세 증가했으나 일란성쌍둥이의 나머지 한쪽은 평균 0.39세 증가했다. 나이가 90세나 100세에 가까워질수록 유전자의 영향이 더 농후해져서 일란성과 이란성 모두 수명이 한층 근접한다는 사실도 알게 되었다.

이러한 사실을 근거로 유전자 정보는 수명에 영향을 끼친다고 판단할 수 있다. 계산 결과에 따르면 수명을 결정하는 요인의 25퍼센트 정도가 부모에게 물려받은 유전자 정보에 의해 좌우된다고 한다.

25퍼센트가 유전자 정보로 결정된다면 이 부분은 어쩔 수 없지만, 역으로 나머지 75퍼센트는 자기 노력으로 어찌해볼 수 있다는 뜻이 된다. 따라서 '어떤 식으로 사느냐'는 미래의 자신에게 아주 중요한 문제라고 할 수 있다.

노화가 시작되면 어떤 일이 생길까

이번에는 노화로 어떤 현상이 생기는지 알아보도록 하자. 우리 몸에서 노화가 쉽게 눈에 띄는 곳은 얼굴 피부다. 사람은 나이가 들면 주름이 늘고 외모가 변한다. 피부는 노화를 가장 잘 느낄 수 있는 신체 부위다.

피부는 나이가 들수록 얇아지고 피하지방이 줄어든다. 피부에 포함된 콜라겐은 나이가 들면서 최대 75퍼센트나 감소한다고 한다.[2] 또 손톱과 발톱이 자라는 속도도 최대 50퍼센트까지 줄어든다고 한다.[3]

왜 이런 현상이 생길까? 이를 한마디로 설명하기란 쉽지 않다. 그 과정이 매우 복잡하기 때문이다.

우선 각각의 세포 단위로 예를 들어보자. 나이가 들면 세포 단위의 오류가 증가한다고 알려져 있다. 나이가 들면 건망증이 생기고 사소한 실수가 늘어나듯 세포 단위에서도 같은 일이 발생하는 것이다. 그러나 세포는 똑똑해서 약간의 실수가 생겨도 곧바로 수정할 수 있게 여러 겹의 오류 확인 장치를 마련해두고 있다. 그래서 보통은 실수를 해도 금방 바로잡게 된다. 문제는 나이를 먹으면 이 확인 장치가 본래의 기능을 제대로 수행하지 못하게 된다는 데 있다.

그 결과, 피부세포에 오류가 누적된다. 오류를 반복한 세포는 머지않아 사멸하게 되는데, 이렇게 세포 단위의 죽음이 반복되면 장기 단위에도 쇠약이 나타난다.

세포 오류가 반복되면 필요한 성분이 충분히 생성되지 못한다. 예를 들어 젊어서는 피하지방이 충분히 생산되어 피부 표면이 매끄럽고 탱탱하게 유지된다. 하지만 나이가 들면 피하지방 생산량이 줄기 때문에 피부 탄력이 떨어지고 주름도 생긴다.

주름이 생기는 데에서 그치면 건강에는 지장이 없을지 모르지만, 얇아진 피부는 쉽게 손상을 입기도 한다. 그래서 젊어서는 끄떡없던 사소한 압력만으로도 피부가 상하게 된다. 피부는 몸을 지키는 중요한 방어벽이므로 이 벽에 상처가 생기면 몸 안으로 세균이 들어와 감염증이나 출혈이 생긴다. 이 모든 게 노화에 따른 문제다.

노화 이외에도 태양 빛에 의한 자외선에 오래 노출되면 피부의 콜라겐이 감소하면서 주름이 생기기 쉽다고 알려져 있다. 이는 유전자 정보가 아니라 환경적 요인으로 노화가 진행되는 예다.

한편, 여드름 치료에 사용되는 트레티노인 연고를 9개월 동안 매일 바르면 얇아진 피부가 회복되고 콜라겐이 증가한다는 연구가 있다.[4] 이 연구는 나이로 생기는 문제를 '다양한 노력'으로 바꿀 수 있음을 보여준다. (다만, 트레티노인 연고는 피부가 붉어지거나 임신 중에 사용하면 태아 기형으로 이어질 수 있으므로 이 글을 읽고 함부로 사용해서는 안 된다.)

이처럼 노화는 단순히 나이를 먹는 과정이 아니라 환경 등 다양한 요인에 영향을 받으며 진행된다.

겉에서 보이지 않는 장기도 늙는다

노화는 피부에만 생기지 않는다. 피부는 겉으로 드러나 있어서 변화를 쉽게 알아차릴 수 있을 뿐이다. 피부와 마찬가지로 몸속 장기의 노화도 모든 곳에서 제각각 정해진 속도로 진행된다.

위와 장, 뼈와 근육, 폐와 심장 등 모든 장기는 나이를 먹고 노화한다. 장기에 노화가 진행되면 피부가 그러하듯 사소한 자극에도 제대로 대응할 수 없게 되는데, 이 때문에 별것 아닌 것에도 건강을 해치게 된다. 한마디로 장기가 젊어서의 '여유'를 잃게 되는 것이다.

젊어서는 누구나 스프링처럼 유연하게 변화에 적응하는 능력이 있다. 그러나 나이를 먹고 늙게 되면 이 유연성을 서서히 잃게 되어 아주 작은 변화로도 심각한 신체 변화를 야기한다.

한번 상처가 생기면 잘 회복되지도 않는다. 피부에 난 상처가 잘 아물지 않고 때때로 흉을 만들듯이 신장이나 뇌에도 흉터가 남기 쉽다.

이렇게 말하면 혹자는 나이를 먹는 일에 절망만을 느낄지 모르지만, 그렇게 단정하기는 아직 이르다. 이 책에선 노화의 속도를 늦추고, 노화하는 몸과 현명하게 동행하는 방법에 대해서도 과학적으로 상세하게 알려주기 때문이다. 이를 통해 노화를 거부할 수는 없어도 그 속도를 늦출 수는 있다. 노화 시계를 거꾸로 돌리는 일도 가능하다.

나이가 든다는 것은 마이너스인 것도 아니고, 슬퍼할 일도 아니다. 나이가 들었기에 누릴 수 있는 이점이 분명히 있기 때문이다.

몸이 쇠약해지는 '노쇠' 상태

노화를 이해할 때 또 하나 알아두어야 할 용어가 있다. 바로 '노쇠frailty'다. 노쇠란 '노화와 관련한 생리적인 쇠퇴'를 의미한다.

설명만으로는 추상적이어서 이해가 어렵다면 다음 그림을 참조해보자. 조금 더 쉽게 노쇠의 이미지를 떠올릴 수 있을 것이다.

그림은 노쇠의 정도를 평가하기 위해 만들어진 '임상 노쇠 척도'다.[5] 그림 1에서는 달리기를 하던 사람이 시간이 지나면서 지팡이와 보행기를 사용하고, 결국 휠체어에 의지하다가 자리보전하게 되는 과정을 볼 수 있다. 그림 9에 가까워질수록 더 심각한 노쇠가 있다고 표현한다.

임상 노쇠 척도[5]

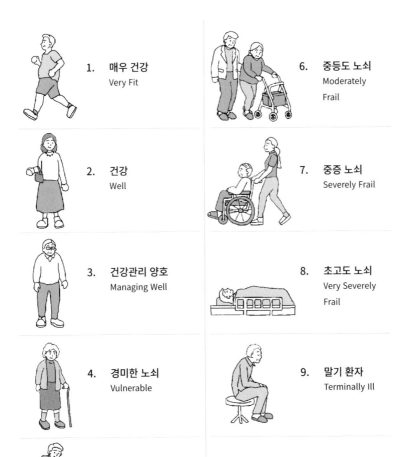

1. **매우 건강**
   Very Fit

2. **건강**
   Well

3. **건강관리 양호**
   Managing Well

4. **경미한 노쇠**
   Vulnerable

5. **경증 노쇠**
   Mildly Frail

6. **중등도 노쇠**
   Moderately Frail

7. **중증 노쇠**
   Severely Frail

8. **초고도 노쇠**
   Very Severely Frail

9. **말기 환자**
   Terminally Ill

나의 할아버지도 만년에는 중증 노쇠였다. 그런 할아버지 역시 적어도 70세까지는 캐치볼을 할 만큼 노쇠와 무관했다. 나와 하던 캐치볼도 노쇠 예방에 도움이 되었는지 모른다. 그러나 뇌경색이 발병하면서 한순간에 상황이 바뀌었다. 캐치볼은 고사하고 제대로 걷지도 못해서 낙상 사고를 예방하기 위해 이동을 제한할 정도였다.

나중에는 가족의 돌봄만으로는 더 이상 안전을 책임질 수 없어서 요양 시설에 들어가게 되었다. 시설에서는 대부분 앉거나 누워서 지내는 듯했다. 집에서 생활할 때와는 비교할 수 없을 정도로 자극이 줄면서 건망증이 급속도로 심해졌다. 어느새 의사소통도 되지 않았다. 그러고는 걷지 못하게 되더니 순식간에 자리보전하게 되었다. '노쇠'가 급속도로 진행된 것이다.

그러던 어느 날 심장병이 발견되어 병원으로 이송되었다. 병원에 이송된 할아버지는 곧 혼란한 상태에 빠졌고, 안전을 위해 보호장갑을 채워야만 했다. '섬망'이라고 하는데, 입원이나 중병으로 갑자기 시야가 좁아져 공포나 불안에 빠지는 상태가 되면 자신도 모르게 수액 줄을 잡아당기거나 침대에서 떨어져 위험에 빠질 수 있다. 이를 예방하고자 손을 쓰지 못하도록 보호장갑을 채우는 경우가 있는데 할아버지도 그에 해당했다.

내가 할아버지를 면회한 것은 결국 한 번뿐이었지만, 할아버지는 어둠 속에서 헤매듯 혼란스러워 보였고 나를 제대로 알아보지도 못했다. 나는 낭패하여 어쩔 줄 몰라 하는 할아버지의 모습이 슬프기도 하고 보기가 괴로워서 그 뒤로는 병원을 찾지 못했다. 마지막으로 할아버지를 만난 것은 돌아가시고 나서였다.

그 후 노년내과 의사가 되어, 그리고 지금도 가끔은 그때의 경험을 떠올리곤 한다. 할아버지는 돌아가시기 전에 확실히 중증 노쇠 상태였다. 그런데 노쇠는 (완벽하게는 아닐지 몰라도) 어느 정도는 예방할 수 있다.

뇌경색까지는 막지 못했을지 모른다. 하지만 조금 더 뭔가 할 수 있지 않았을까. 병원 침대에서 보호장갑을 끼고 혼란스러운 상태로 맞이하는 마지막이 행복하진 않았을 것이다. 그렇다면 더 행복한 마지막을 맞이할 방법은 없었을까. 내가 할 수 있는 일이 있지 않았을까….

돌이켜 생각할 때마다 후회와 반성, 이루 말할 수 없는 감정이 가슴을 파고든다. 나의 지난 경험을 반추하여 다른 누군가를 위해 노년의 삶과 건강을 말해야겠다고 마음먹게 된 이유다.

나이로는 측정할 수 없는 노쇠 평가

노쇠 평가는 '나이'라는 숫자보다 더 정확하게 앞으로 생길 신체 기능의 악화나 사망률을 예측한다고 알려져 있다.[6] '나이'는 같은 70세라고 해도 신체 기능이나 사망률에서 각기 다른 모습을 보일 수 있으나, '노쇠'는 등급이 같으면 사망률도 비슷해진다는 뜻이다.

과거에는 의료현장에서 "환자분은 나이가 80세라 수술은 힘듭니다"처럼 마치 나이로 치료법이 결정되는 듯한 설명이 주를 이루었다(아직도 이런 의사가 있을지도 모른다). 하지만 이런 치료는 잘못되었다. 앞에서 지적한 것처럼 '노화는 천차만별'이기 때문이다.

같은 80세라 해도 흡사 30대나 40대처럼 팔다리가 튼튼해 활발히 활동하는 사람이 있는가 하면, 반대로 누워지내는 사람이 있다. 두 사람에게 단지 나이가 같다는 이유로 동일한 치료법을 쓴다면 쉽게 납득이 가겠는가.

따라서 지금은 나이로만 판단하지 않고 정밀한 노쇠 평가를 병행하여 치료법을 결정하는 방식이 늘고 있다. 일반적으로 체중 감소, 잦은 피로감, 보행 속도 감소, 만성질환 여부, 신체활동 감소 등 다섯 가지 항목에서 세 가지 이상 문제가 있다고 평가되면 노쇠라고 볼 수 있다.

한편, 노쇠가 있으면 질병에 취약하고 치료 시 합병증 위험이 커진다고 한다.[7] 하지만 안타깝게도 65세 이상의 약 10퍼센트가 노쇠 상태이고[8], 약 40퍼센트가 예비군인 '전노쇠prefrailty' 상태라고 한다.[9] 이렇게 많은 사람이 노쇠를 안고 있으며, 위험에 노출되어 있다.

그렇다고 나쁜 소식만 있는 것은 아니다. 노쇠는 예방할 수 있기 때문이다. 노쇠 예방에 중요한 것이 5M인데, 이에 관해서는 앞으로 꼼꼼히 짚어보기로 하자. 노쇠는 예방 가능성이 크기 때문에 조기에 인지하고 하루빨리 예방을 시작하는 일이 중요하다.

나이를 먹으면
좋은 점도 있다

지금까지 연령이 증가하면 왜 노화가 생기는지, 노화로 인해 어떤 일이 발생하는지 간략히 알아보았다.

혹 이런 내용들이 여러분의 마음을 다소 무겁게 했는지도 모른다. 그렇다고 해도 노화가 신체에 바람직하지 않은 영향을 초래한다는 사실은 인정해야 한다. 그래서 노화 속도를 늦추려고 하는 것이다.

연령 증가에 따라 원치 않는 신체 변화가 생긴다 해도 나이를 먹는 것이 꼭 나쁜 일만은 아니다. 늙는다는 것이 항상 모든 것에 부정적이지는 않다. 생각해보면, 나이가 들어 누릴 수 있는 장점도 많이 있다. 하지만 안타깝게도 이런 장점은 대체로 그냥 지나치고 만다.

나이들어 좋은 점에는 어떤 것이 있는지 잠시 살펴보자.

1 삶의 경험과 지혜가 풍부해진다

노화라고 하면 '건망증'이나 '치매'라는 말이 떠오르고, 뇌기능이 쇠퇴하는 이미지가 그려질지 모른다. 40, 50대가 되면 나이 때문에 건망증이 심해졌다고 한숨짓는 목소리도 많다. 그렇다면 실제로는 어떨까?

미국 워싱턴주에서 실시한 '시애틀 횡단 연구[10]'는 연령 증가로 사람의 인지기능이 어떤 추이를 보이는지 확인하기 위해 6,000명에 이르는 사람을 1956년부터 지속해서 관찰했다. 이 연구에서는 7년마다 참가자의 인지기능이 어떻게 변하는지 평가했다.

연구 결과를 보고한 논문에 따르면 계산능력이나 언어 기억 등은 평균 60세까지는 별다른 쇠퇴를 보이지 않았다. 하지만 그 이후부터 쇠퇴하기 시작했고, 74세 무렵부터는 모든 능력이 쇠퇴하는 경향을 보였다.

그런데 아래의 그래프를 더 자세히 들여다보면 계산능력처럼 20대부터 일관되게 떨어지는 능력이 있는가 하면, 공간 인식이나 언어능력, 언어 기억처럼 20대보다 40, 50대에 오히려 평균값이 올라가는 능력도 있다는 것을 알 수 있다. 물론 이 능력을 70세나 80세까지 유지하기는 쉽지 않지만, 적어도 40대나 50대까지 뇌기능이 계속 성장한다는 사실을 확인할 수 있다.

또 같은 연구에서 인지기능이 떨어진 참가자 중 일부를 대상으로 인지

연령 증가에 따른 인지기능의 추이[10]

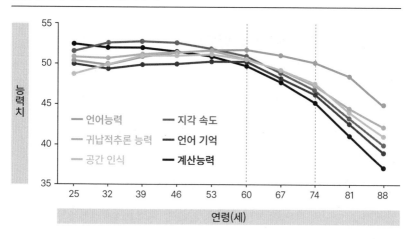

서장 노화란 무엇인가

훈련을 진행했다. 그 결과 인지기능이 일정 정도 회복하는 모습을 보였다고 한다. 이로써 '머리를 쓰지 않는 것'이 인지기능 저하의 주요 원인 중 하나이며, 두뇌 훈련을 통해 회복할 가능성이 있음을 알 수 있다. 물론 질병으로 인한 변화 등 개별적인 상황을 고려해야 하지만, 사람의 뇌는 연령이 증가하면서 성장하고 훈련을 통해 그 기능을 유지할 수 있다.

나이를 먹으면서 쌓은 '경험'은 그 무엇과도 바꿀 수 없는 지혜가 되어 쇠퇴한 뇌기능을 보충하는 역할도 한다. 의학논문 읽기를 좋아해서 남 못지않게 지식을 쌓고 있다고 자부하는 편이지만, 그래도 여전히 경험이 많은 선배들에게는 내가 미치지 못하는 부분이 많다.

경험으로 쌓아 올린 지혜는 아무리 학습으로 따라잡으려 해도 쉽게 손에 넣을 수 없는 큰 힘이다.

2 다양한 병원체에 대한 면역을 획득할 수 있다

경험으로 똑똑해지는 것은 뇌만이 아니다. 면역력도 마찬가지다.

사람의 몸은 날마다 다양한 병원체에 노출되고 감염증 위험에 직면한다. 하지만 면역활동 덕분에 웬만해서는 감염되지 않고 지나간다. 정체불명의 병원체가 몸 안에 침투하면 내 몸의 저항력이 맞서 싸우게 되고, 덕분에 세균이나 바이러스 같은 병원체를 퇴치할 수 있다. 이때 한번 침투한 병원체에 또다시 감염되지 않도록 병원체에 대한 면역을 기억해둔다. 그리고 바이러스의 종류에 따라서는 그 기억이 수십 년 단위로 유지된다.

면역을 담당하는 개별 세포의 활동 추이를 살펴보면 확실히 70, 80대에는 다소 쇠퇴하는 모습을 보인다.[11,12] 그러나 40대부터 60대까지는 젊을 때보다 더 다양한 병원체에 대한 면역력을 획득한다고 알려져 있다.

감기에 걸리는 횟수가 줄어드는 것도 그 예다. 아래의 그래프는 한 사람이 1년에 몇 번 감기에 걸리는지 나이별로 평균치를 나타낸 것이다. 20대에는 연간 2~3회 정도 감기에 걸리지만 40대 이후에는 연간 1~2회 정도로 줄어든다.[13]

한편, 앞에서 70대 이후에는 면역력이 쇠퇴한다고 했는데 비타민과 미네랄을 포함한 적절한 영양 섭취[14], 운동[15], 스트레스 관리[16]가 면역력을 유지해준다는 연구 보고도 있다. 근거의 수준이 아주 높은 연구는 아니지만 이러한 사항을 신경 쓰면서 생활하면 나이에 따른 면역기능 저하를 예방할 수 있을지 모른다.

한 사람이 연간 감기에 걸리는 평균 횟수[13]

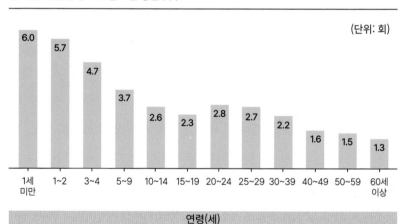

(단위: 회)

연령(세)	1세 미만	1~2	3~4	5~9	10~14	15~19	20~24	25~29	30~39	40~49	50~59	60세 이상
횟수	6.0	5.7	4.7	3.7	2.6	2.3	2.8	2.7	2.2	1.6	1.5	1.3

그런데 이런 말을 하면 '면역력을 높이는' 영양제를 먹고 있으니 괜찮다고 하는 사람이 있다. 하지만 아쉽게도 면역기능을 개선하는 효과가 과학적으로 증명된 식품이나 영양제는 존재하지 않는다. 과일이나 채소를 섭취하면 폐렴구균백신에 대한 항체반응을 높일 가능성이 있다고 시사한 연구가 있지만[17], '면역력을 높이는 식품'과 같은 광고 문구에는 명확한 근거가 없으니 지나치게 신뢰하지 않도록 한다. 뭐니 뭐니 해도 균형 잡힌 식사를 통한 적절한 영양 섭취가 기본이다.

3 알레르기가 개선된다

알레르기질환으로 고생하는 사람에게도 연령 증가가 도움이 될 수 있다. 알레르기 반응을 일으키는 물질 중에는 IgEimmunoglobulin E, 면역글로불린 E*라는 항체가 있다. 이 항체는 감염증에 반응하여 생성되는 다른 항체들이 나이가 들면 감소하는 경향을 보이듯이, 마찬가지로 점차 감소한다고 알려져 있다. 따라서 연령이 증가하면 알레르기 반응도 가벼워진다고 생각할 수 있다.

실제로 알레르기질환의 정점은 유소년기와 20, 30대로 쌍봉 분포를 보이다가[18], 이후에는 50, 60대에 걸쳐 빈도가 잦아든다고 보고된다.[19]

---

* 천식이나 화분증(꽃가루병), 아나필락시스반응(anaphylactic reaction) 등에 관여하는 항체단백질의 하나.

4 편두통이 개선된다

알레르기질환과 마찬가지로 편두통도 고령자에게는 적다고 알려져 있다.[20] 편두통은 30대 여성에게 가장 많고, 이후 나이가 들면 발병률이 떨어진다. 아래의 그래프를 보면 60세 이후에는 환자 비율이 매우 낮아지는 것을 확인할 수 있다. 물론 모든 사람이 호전되는 것은 아니겠지만, 편두통으로 고생하는 사람들에게는 희망적인 소식이라 하겠다.

스웨덴에서 이루어진 또 다른 연구에 따르면 편두통이 계속되는 사람이라고 해도 나이가 들면 발작 시간이 짧아지고, 증상은 가벼워지며, 빈도는 줄어든다고 한다.[21] 편두통이 심한 사람은 지금의 발작이 계속되지 않는다는 생각에 안도감을 느낄지 모른다.

편두통이 있는 사람의 비율[20]

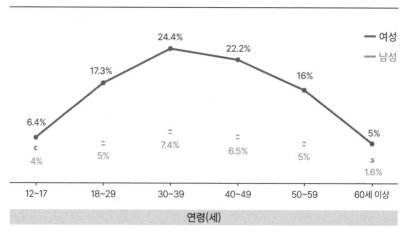

5 이용할 수 있는 서비스가 증가한다

연령 증가에 따른 경제적인 장점에 대해서도 알아보자. 일단 고령자에게는 입장료를 받지 않거나 우대권을 제공하는 편의시설, 관광 명소 등이 많다. 또한 사회적 우대 차원에서 교통시설을 무료로 제공하기도 한다. 큰 부담 없이 이용할 수 있는 서비스가 늘면서 생활이 편리해진다.

지방자치단체에 따라선 고령자의 외출을 지원하는 사업에 힘을 쏟는 곳도 많다. 노후를 안심하고 지낼 수 있는 마을을 조성하려고 노력하는 지자체가 있다는 사실은 참 든든한 일이다.

6 자유시간이 생긴다

한번은 골프가 취미인 70대 환자에게 "혹시 취미가 있으세요?"라는 질문을 받은 적이 있다. 나는 "의학 이외에는 취미가 없어서 문제입니다"라고 대답했는데, 환자는 그런 내게 "젊어서는 그래도 됩니다. 나도 그랬거든요. 취미는 노후를 여유롭게 즐기기 위한 것이죠"라고 웃으며 말했다.

젊어서는 일이나 육아가 차지하는 시간이 많아서 자유시간을 확보하기가 쉽지 않다. 하지만 나이가 들면 일에 쫓기던 사람은 일에 대한 부담이 줄고, 자녀가 있는 사람은 자녀가 독립하여 자유시간이 늘어나게 된다. 관점에 따라서는 이 역시 나이든다는 것의 장점이 아닐까.

지금까지 살면서 '하고 싶어도 시간이 없다'라며 미뤄두었던 취미나 배움이 있다면 노년이야말로 그것에 몰두할 기회인지 모른다.

7 사회에 대한 공헌도가 높아진다

나이가 들어 좋은 점은 개인만이 아니라 사회에도 있다. 고령자가 많은 사회에서는 정치나 봉사활동에 참여하는 사람이 증가하는데, 이 역시 장점으로 꼽을 수 있다. 국정 선거의 투표율은 일본이나 미국 모두 젊은 층보다 고령층이 높으며[22,23], 봉사활동에 참가하는 사람도 고령층의 비율이 더 높다고 한다.[24] 나이가 든다고 하면 덮어놓고 그 문제점이나 부정적인 측면만을 주목하는 경향이 있지만, 알고 보면 이처럼 개인에게도 사회에도 여러 긍정적인 측면이 존재한다.

나이듦을 긍정적으로 바라보든 부정적으로 바라보든 사람은 살아 있는 한 나이를 먹는다. '나이가 들면 좋은 일만 생긴다'고 말하고 싶은 것은 아니다. 하지만 그렇다고 꼭 슬프거나 나쁜 일만 있지도 않다.

나는 진료실 안팎에서 수많은 고령자를 만났다. 그분들을 통해 느낀 것은 나이가 같아도 노후의 모습은 차이가 크다는 사실이었다. 여기에는 운이나 운명처럼 바꿀 수 없는 것도 있고, 자신의 선택으로 바꿀 수 있는 것도 있다. 그렇다면 행복한 노후를 위해 할 수 있는 선택과 실천은 무엇일까? 이제부터는 이에 대한 이야기를 해보려 한다.

몸
Mobility

신체 기능을
유지하다

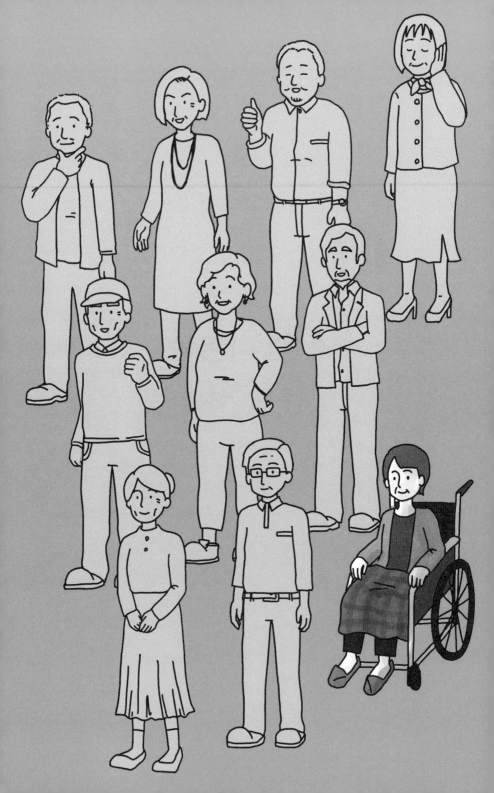

65세 이상
약 10명 중 1명은
휠체어나 자리보전

노후에도 신체 기능을
유지한다는 것

어느 날 외래로 70대 여성 A씨가 '허리가 아파서 움직일 수 없다'며 찾아왔다. 자세히 물어보니 예전부터 허리 통증으로 고생했다고 한다. 다른 병원에서 파스(습포제)와 먹는 약을 처방받았지만 이렇다 할 차도가 없어 MRI 검사를 진행했고, 그 결과 '척추관협착증'이 의심된다는 말을 들었다고 했다.

척추관이란 등뼈 내부에 있는 공간으로 다리까지 이어지는 신경이 지나는 통로다. 이 통로는 뼈와 인대로 둘러싸여 있는데, 뼈 일부가 변형되거나 인대가 두꺼워지면 통로 안을 지나는 신경을 압박하여 등이나 허리, 하반신에 통증을 일으킨다. 이를 척추관협착증이라고 부른다. 주로 먹는 약으로 치료하지만 증상이 심해지면 수술을 선택하기도 한다. A씨의 경우는 우선 약물치료를 시도해보기로 방침이 세워져 먹는 약이 처방된 듯했다.

A씨는 혹시나 도움이 될까봐 침 치료도 해보았으나 호전되지 않았다고 했다. 최근에는 허리 통증이 심해져 외출하기도 힘들어졌고 장보기도 가족에게 부탁할 정도라며 다른 해결책이 없는지 궁금해했다.

'척추관협착증이 있는데 약물치료와 침 치료로 효과를 보지 못했고, 몸을 움직이기 힘들 만큼 심한 허리 통증이 계속된다.'

처음 이 이야기를 들었을 때는 내 머릿속에도 수술이라는 단어가 스쳐갔다. 하지만 해결책이 그렇게 간단히 끝날 것 같지 않았다. 그래서 나는 대략적인 증상의 경과를 들은 뒤 평소 생활습관에 대해 자세히 물었다. 척추관협착증은 과잉 진단되는 경향이 있기 때문에 진단명에도 얼마간의 의구심이 있었다. 아울러 병원에 함께 온 딸에게도 일상에서 염려되는 점은 없었는지 물었다.

오랜 허리 통증의 뜻밖의 해결책

그랬더니 요리 솜씨가 좋은 A씨가 하루도 빠짐없이 주방에서 서서 요리한다는 사실을 알게 되었다. 더 자세히 묻자, 조리대 높이가 너무 낮아서 항상 허리를 숙이고 요리한다고 했다. 환자 본인은 완전히 습관화되어 전혀 의식하지 못하는 듯했지만, 딸이 보기에는 늘 괜찮을까 걱정이 되었다고 했다. 다만, 딸도 굳이 이 문제를 거론하지는 않은 듯했다.

결과적으로 효과적인 치료법은 A씨의 수술이 아니라 주방 '조리대'의 수술이었다. 조리대 높이를 조절하고 나니 허리 통증이 고통스러운 수술 없이 호전되었다. A씨는 좋아하는 요리를 하면서 자신도 모르게 허리에 부담을 주고 있었던 것이다.

이처럼 중년 이후가 되면 자연적인 신체 노화뿐 아니라 일상의 '습관'이나 '환경적인 요인'이 몸에 부담을 주는 사례가 적지 않다. 특히 일상의 습관은 자신도 모르는 사이에 누적되어 신체 노화를 가속하기도 한다.

하루 단위로 보면 사소한 부담이라서 인지하기는 쉽지 않다. 날마다 술을 마시면서 '컨디션은 오히려 좋다'고 느끼는 것처럼 말이다. 하지만 티끌도 모이면 태산이 되는 법이다. 하루하루 쌓이다 보면 어느새 돌이킬 수 없는 사태를 맞기도 한다.

건강한 노후를 만드는 생활습관의 점검

나이가 들면 A씨처럼 몸 여기저기에 통증이 생기거나 신체 일부를 뜻대로 움직이지 못하게 될 가능성이 크다. 실제로 65세 이상 약 10명 중 1명이 휠체어를 타거나 누워지낸다고 알려져 있다.[1] 또 자유롭지 못한 움직임은 낙상 위험을 증가시킨다.

더욱이 한 번 넘어졌던 사람은 또다시 넘어지기 쉬워서 걷기 자체를 두려워하게 된다.[2] 불안감 때문에 걷는 빈도가 줄어들면 심한 근력 저하가 생기게 되고, 그 결과 점점 더 자주 넘어지는 악순환의 고리에 빠져들게 된다. 그래서 이런 상황이 벌어지기 전에 미리 예방하는 일이 중요하다.

이번 장에서는 노후의 삶에서 가장 기본이 되는 '몸'에 대해 말하고자 한다. 나이들어서도 잘 걷고 움직이는 것은 모든 자립생활의 근간이 된다. 이를 위해서는 시력이나 균형감각, 근력, 발 건강처럼 머리부터 발끝까지 골고루 자기 몸을 돌아볼 필요가 있다. 또한 A씨의 사례가 말해주듯, 내가 살고 있는 집 안 환경도 점검해보아야 한다.

신체 쇠약은 평소 생활습관과 밀접한 관련이 있다. 신체를 관리하는 방법도 생활습관 속에 그 힌트가 숨어 있다는 뜻이다. 그리고 이것이 건강한 노후를 보내는 데 매우 중요한 역할을 한다.

지금부터 그 힌트를 함께 찾아보도록 하자.

노화로 이렇게 된다

세포는 날마다 다시 태어나도
근육은 노화한다

세포가 날마다 다시 태어난다는 사실을 아는 사람은 어째서 몸이 쇠약해지는지 이해가 되지 않을 수 있다. 그렇다면 신체는 어떤 이유로 노화하는 것일까?

잠시 세포가 다시 태어나는 과정을 정리해보자. 우리가 일상에서 체내 세포의 생성과 소멸을 알아차리기란 쉽지 않다. 하지만 지난 한두 달을 가만히 돌이켜보면 분명 그런 순간을 발견할 수 있다. 예를 들어 한 달에 한 번 머리를 깎거나 1주일에 한 번 손톱을 자르는 일은 사람마다 빈도에 차이는 있지만 모두 경험하는 일이다. 귀찮은 일이라고만 여겼을지 모르지만, 이것이 바로 세포가 다시 태어나고 있음을 인지할 수 있는 순간이다.

손톱은 1주일에 약 1밀리미터, 한 달에 평균 약 3.5밀리미터씩 자란다고 한다.[3] 손톱을 자라게 하는 살아 있는 세포는 손톱 뿌리의 피부 아래에 가려져 있다. 이 세포가 증식을 반복하여 손톱이 자라는 것이다. 단단히 자란 손톱은 손가락 끝을 상처로부터 보호하거나, 손가락으로 무언가를 만지고 누를 때 후방 압력으로 작용하여 보다 섬세한 감각을 느끼도록 돕는다.

의사들은 진료 시 '손톱은 1주일에 1밀리미터씩 자란다'라는 지식을 활용할 때가 있다. 손톱 군데군데에 가로로 하얀 선이 보이면 손톱 뿌리에서부터 길이를 재서 '한 달쯤 전에 몸이 좋지 않아 입원하신 적이 있나요?' 하고 묻는 식이다. 이처럼 몸이 손톱에 흉터를 남겨서 우리에게 정보를 알려주는 경우가 있다.

손톱이나 머리카락 외에도 세포의 생성과 소멸은 많든 적든 우리 몸 곳곳에서 쉬지 않고 일어나며, 그 속도는 어느 곳에 있는 세포인가에 따라 크게 달라진다. 피를 멎게 하는 혈소판 세포의 수명은 약 10일, 피를 붉게 하는 적혈구의 수명은 약 120일, 간세포의 수명은 1년 전후다.

수명이 길어도 좀처럼 새로워지지 않는 근육세포

그렇다면 근육세포는 어떨까? 근육은 단련하면 바로 성장하고 사용하지 않으면 금방 퇴화하는 특징이 있어서 세포의 생성 주기도 짧다고 느낄지 모른다. 하지만 이는 사실과 다르다. 실제 근육세포는 수명이 매우 길다고 알려져 있으며, 그 기간은 평균 15년 정도라고 한다.

전 세계적으로 고령 인구가 늘고 있는 요즘, 특별히 강조되고 있는 건강 키워드가 바로 '근육'이다. 근육을 지키는 일은 노후의 생명 유지와 직결되어 있기 때문이다. 그래서 요즘은 고령자에게도 근육운동을 적극 권장한다. 그렇다면 근육운동으로 근육이 성장하는 원리는 무엇일까?

근육운동은 세포의 개수를 늘리는 것이 아니라, 각각의 세포 내부에서 근육의 발달과 수축을 돕고 근육의 부피를 키우는 데 중요한 역할을 하는 '근섬유'를 다량으로 생성하는 과정이라고 알려져 있다.[4]

근육량 감소는 50세 무렵부터 본격적으로 시작된다. 그 원인은 나이가 들면 근육 사용에 따른 자극반응이 감소하면서 근섬유를 만들어내는 활동이 둔화하기 때문이다.[5] 여기에 더해 근육 내 혈류의 악화, 근육 성장을 돕는 성장 호르몬이나 성호르몬 분비량의 변화[6], 근육세포에 관련된 신경의 역할 변화[7]도 감소 원인으로 꼽힌다.

한 동물 실험에서 고령 동물의 근육을 채취하여 젊은 동물에게 이식하는 실험을 한 적이 있다. 그랬더니 고령 동물에게서 채취한 근육이 양과 질적인 면에서 눈에 띄는 회복세를 보였다. 반면, 젊은 동물의 근육에 상처를 입힌 다음 고령 동물의 체내에 이식한 실험에서는 근육 회복이 관찰되지 않았다고 한다.[8] 이 실험을 통해 근육세포 자체가 지닌 힘 못지않게 근육이 존재하는 환경 역시 중요하다는 사실을 알 수 있다.

이처럼 다양한 요인들이 복합적으로 작용하면서 연령이 증가할수록 근육량 감소 속도가 빨라지게 된다.

나이를 먹으면 근육량 감소와 함께 근육의 질도 변화한다. 근섬유에는 마라톤이나 워킹처럼 지구력 계열의 운동에 쓰이는 '1형 섬유'와 점프나 파워리프팅처럼 순발력 계열의 운동에 쓰이는 '2형 섬유'가 있다. 이 중에서 특히 2형 섬유는 나이가 들면서 감소폭이 커지므로 점차 1형 섬유가 근육 내 우위를 차지하게 된다.[4] 그 결과, 몸은 순발력이 필요한 운동에 점차 대응하기 어려워진다.

10일만 누워 있어도 근육량은 1킬로그램 감소

근육은 아무런 노력을 하지 않으면 생리적으로 나이와 함께 자연히 감소하고, 그 결과 사람의 건강에 해를 입힌다.

연령이 증가하면서 근육량이 감소하고 근력이 저하되는 현상을 '근감소증'이라고 한다. 근감소증은 독립된 사망 위험인자[9]로 알려져 있으며, 해외 조사에 따르면 80세 이상은 50퍼센트 남짓에서 나타난다고 한다.[10] 근감소증을 직접 치료할 수 있는 약제는 아직 개발되지 않은 상태로, 오직 신체활동과 운동, 적절한 단백질 섭취만이 유일한 해결책으로 알려져 있다.

근육의 노화 현상은 나이가 들면 누구에게나 반드시 나타난다. 여러 연구에 따르면 평생에 걸쳐 감소하는 근육량의 평균치는 남성이 1년에 0.74퍼센트, 여성이 1년에 0.37퍼센트라고 한다.[11] 1년 동안 감소하는 비율치고는 적다고 생각할지 모르지만, 중요한 것은 근육량이 확실히 '감소'한다는 사실이다. 75세 이상으로 대상 폭을 좁히면 1년에 남성은 0.80~0.98퍼센트, 여성은 0.64~0.70퍼센트의 근육량이 감소하고, 고령일수록 감소폭은 더 커진다.

이런 상황에서 몸까지 움직이지 않으면 어떻게 될까?

부상이나 질병으로 10일간 누워지내면 단 10일 만에 근육량이 무려 평균 1킬로그램이나 감수한다는 데이터가 있다.[12] 일반적인 남성의 근육량이 대략 20킬로그램이라고 하면, 단 10일 만에 5퍼센트의 근육량을 잃게 된다는 뜻이다. 근육은 몸을 움직이지 않으면 그만큼 빨리 소실된다.

또 다른 연구에서는 근육을 쓰지 않으면 하루에 0.3퍼센트에서 최대 4퍼센트 정도까지 근력이 떨어진다고 한다.[13] 근육의 양뿐 아니라 근력도 거의 같은 속도로 떨어지는 것이다.

살다가 한 번쯤은 이런 현상을 경험했을 수 있다. 감기나 다른 질병으로 며칠 동안 앓고 나면 어딘가 몸이 약해진 느낌을 받은 경험 말이다. '아직 다 낫지 않은 탓일까?'라고 여겼을지 모르지만, 사실은 근육량 감소가 영향을 주었을 가능성이 크다.

사용하지 않는 근육은 노화 속도가 빨라진다

귀찮다고 몸을 움직이지 않으면 1년에 걸쳐 잃는 근육량을 불과 며칠 만에 잃게 된다. 역으로 말하면, 평소에 몸을 자주 움직이는 일이 근육 노화 예방에 그만큼 중요하다는 뜻이다.

사용하지 않아서 생기는 근육 위축을 의학용어로 '불용성 근위축'이라고 한다. 불용성 근위축은 예방이 가능한데도 제대로 실천하지 않아서 아주 많은 사람을 자리보전하게 만든다.

다만, 불용성 근위축의 원인이 단순히 '몸을 움직이지 않는 생활'에만 있지는 않다. 나이가 들면 각종 질환으로 인해 몸을 움직이고 싶어도 움직이지 못하는 상황이 생기기 때문이다. 예를 들어 폐렴이나 심부전 등으로 입원해서 몸을 쉬게 해야 하는 상황이 반복되면 발생하기도 한다.

불용성 근위축은 서서히 진행되지만 근력이 약해질수록 그 속도가 점점 빨라진다. 나이가 들면 근력 회복이 늦어지므로 한번 근육이 위축되면 좀처럼 회복되지 않는다. 그러다 보면 점점 더 움직일 수 없게 되어, 결과적으로 근육 위축이 더 심해지는 악순환에 빠지게 된다. 노인의 경우 단 한 번의 입원만으로도 심각한 근력 저하를 초래한다.

따라서 평소에 가능한 한 몸을 움직이고, 예방할 수 있는 병은 미리 예방하여 불필요한 입원을 피하려는 노력이 근육 노화를 막는 열쇠라는 사실을 잊지 말아야 한다.

'낙상'이 고령자의 인생을 망가뜨린다

나이들어 근육량이 줄고 근력이 약해지면 어떤 문제가 생길까?

가장 대표적인 문제가 '낙상'이다. 어릴 때는 넘어지는 게 다반사이고,

넘어져도 금방 털고 일어난다. 한창 일할 때인 30, 40대에는 애초에 넘어지는 일 자체가 없지만, 설령 넘어져도 창피함만 무릅쓰면 된다.

하지만 나이가 들면 낙상은 '그 이상'을 의미한다. 고작 한두 번 넘어진다고 별일이 있을까 생각한다면 오산이다.

낙상은 고령자에게 매우 빈발하는 문제 중 하나다. 한 보고에 따르면 65세 이상의 20~30퍼센트가 1년에 1회 이상 넘어진다고 한다.[14] 게다가 80세 이후에는 그 비중이 10퍼센트 더 증가한다고 한다.

한층 심각한 문제는 '한 번 넘어진 사람은 또 넘어진다'는 점에 있다. 조금 오래된 보고이지만, 실제로 과거 1년 동안 한 번 이상 넘어진 사람은 다음해에 또다시 넘어질 확률이 5.9배 상승한다는 통계가 있다.[15]

또한 넘어진 적은 없지만 발부리가 2회 이상 걸린 적이 있다면 다음해에 넘어질 확률이 2.3배 높아진다고 한다. 다른 연구에서는 한 번 넘어진 사람의 약 60퍼센트가 다음해에 다시 넘어진다고 보고하고 있다.[16] 이처럼 낙상은 반복되는 경향이 있다.

낙상은 예기치 못한 결말을 초래하기도 한다. 그중 하나가 '낙상후불안증후군'이다. 낙상후불안증후군이란 한 번 낙상을 경험한 사람이 다시 넘어질까 두려워서 걷는 일 자체에 불안이나 공포를 느끼는 심리적 장애를 가리킨다. 이 불안장애는 넘어진 뒤에 부상이나 통증이 발생하지 않더라도 대략 절반의 사람에게 나타난다고 알려져 있으며, 향후 3년까지 영향을 끼친다고 한다.[17]

결과적으로 낙상 후에 생긴 불안이 활동성 저하를 초래하고, 활동성 저하가 다시 낙상의 위험을 키우는 악순환이 반복된다.

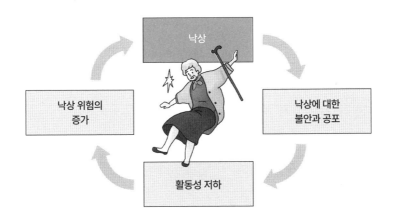

골절은 또 다른 골절을 부른다

낙상이 초래하는 문제는 불안만이 아니다. 부상이나 골절을 비롯해 머리를 부딪혀 뇌출혈을 일으키는 등 심각한 합병증을 부를 위험이 있다.

그중에서도 넙다리뼈 골절은 낙상에 따른 대표적인 골절이다. 넙다리뼈란 글자 그대로 넓적다리에 있는 뼈인데, 이것이 엉덩관절 부근에서 부러지는 것이다.

젊은 사람에게 골절은 흔한 일이 아닐뿐더러 생겼다고 해도 금세 회복이 되지만 골다공증이 진행된 고령자에게는 골절이 종종 문제가 된다. 엉덩관절은 보행에 매우 중요한 역할을 하는 관절이다. 수술로 기능이 돌아오기도 하지만, 약 절반은 다른 사람의 도움이 필요한 상태가 된다고 한다.[17] 또 다행히 걷게 되더라도 4년 안에 무려 15퍼센트의 사람이 나머지 한쪽 엉덩관절의 골절을 겪는다고 한다.[18]

더욱 안타까운 것은 골절된 환자를 추적해보니 최소 12퍼센트에서 최대 37퍼센트의 사람이 1년 이내에 다양한 이유로 사망에 이르렀다고 한다.[18] 이처럼 고령에는 한 번의 낙상으로 인생이 송두리째 바뀌어버리는 일도 있다. 젊을 때와 달리, 낙상 예방이 얼마나 중요한지 이해가 되었을 것이다.

그렇다면 왜 넘어지는 것일까? 일단 앞에서 설명한 '근육 노화'가 관련이 있다. 하지만 그 외에도 원인은 다양하다.

예를 들면 평소에 복용하는 약도 낙상의 원인이 될 수 있다. 수면제나 일부 고혈압 약이 대표적이다. 특히 수면제는 주의가 필요하다. 젊어서는 대사가 빨라서 몸에 남지 않던 약도 나이가 들면 오랫동안 몸에 머물게 되어 낮까지 약효가 유지되는 일이 있다. 남아 있는 수면 성분으로 인해 몸이 휘청거려 넘어지는 것이다. 그 밖에 백내장을 비롯한 안질환, 무릎 관절염을 비롯한 다리 질환도 낙상의 원인이 된다.

일상에서는 음주, 바닥의 높낮이 차이, 신발 등이 주된 낙상 원인으로 꼽힌다. 잘 미끄러지는 신발을 신으면 당연히 넘어지기 쉬운 법이다.

낙상 사고의 대다수는 이처럼 다양한 요인들이 쌓이면서 넘어지기 쉬운 조건이 갖추어질 때 발생한다. 감기나 폐렴에 걸려서 갑자기 몸 상태가 나빠지면 이것이 최후의 한 방이 되어 지금까지 낙상과 무관하던 사람도 넘어지게 되는 것이다.

다만, 낙상의 원인을 살피다 보면 막기 어려운 사고도 있지만 미리 예방할 수 있는 위험도 적지 않다는 사실을 알게 된다.

노화로 인한 낙상은 노후의 인생에 매우 중대한 문제다. 하지만 사고를

낙상을 일으키는 위험인자	
▦ 균형 장애	▦ 기립성저혈압(일어설 때 혈압이 떨어진다)
▦ 말초신경질환(당뇨병 등)	▦ 치매
▦ 근력 저하	▦ 약물
▦ 시력 저하	▦ 주택 환경
▦ 만성질환	▦ 신발
▦ 연령 증가	▦ 음주

막을 다양한 예방법도 존재한다. 넘어지는 원인을 올바로 이해하면 자기 자신은 물론 가족이나 주변 사람들을 위험으로부터 지킬 수 있다.

수많은 고령자를 괴롭히는 허리 통증

좌식생활이 일반화된 현대사회에서 허리 통증은 많은 사람이 흔하게 겪는 문제다. 실제로 성인의 80퍼센트 이상이 허리 통증을 경험한다고 한다.[19]

연령 증가는 허리 통증의 위험인자로 꼽히기는 하지만, '허리 통증이 고령자의 질환이며 노화의 신호'인가 하면, 꼭 그렇지는 않다.

다음의 그래프를 보면 허리 통증은 확실히 20, 30대보다 50대에서 발병률이 증가한다. 하지만 60, 70대에서는 다시 발병률이 감소하는 것을 확인할 수 있다. 정리해서 말하면, 허리 통증은 '노화'만으로 설명되는 증상이 아니라는 뜻이다.

비교적 젊은 사람에게 많이 발생하는 허리 질환이 있는데, 바로 '추간판탈출증'이다. 이 질환은 50대 이후에 발병률이 다소 감소한다고 알려져 있다.[20] 반면, 나이가 들어 척추의 퇴행이 진행되면 흔하게 나타나는 허리 통증으로는 척추관협착증이 있다. 이는 가장 대표적인 노인성 척추질환으로 50대 이상에서 주로 나타나고 매년 환자 수가 지속적으로 증가하고 있다.

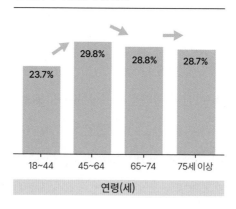

연령별 허리 통증의 발병률[19]

23.7% (18~44) 29.8% (45~64) 28.8% (65~74) 28.7% (75세 이상)

연령(세)

1장 신체 기능을 유지하다

엉덩방아로 등뼈가 부러지는 일도 있다

골다공증으로 인한 허리뼈 골절도 허리 통증의 한 원인이 된다. 이는 '고령자 특유의 질환'이라고 보아도 무방하다.

골밀도는 건강한 사람이라도 나이가 들면서 1년에 약 0.5퍼센트씩 감소한다.[21] 특히 여성은 여성호르몬이 뼈 건강에 중요한 역할을 하므로 폐경을 맞이하면 골밀도의 감소 속도는 한층 더 가팔라진다. 또한 고령자에게는 뼈 건강을 저해하는 비타민 D 결핍증이 많은데, 이것 역시 골밀도 감소를 가속하는 원인이 된다.

일반적으로 '우주의 무중력 환경에서는 골밀도가 감소할 가능성이 있다'고 알려져 있다. 그 이유는 중력이 뼈 형성에 영향을 끼치기 때문이다. 운동 습관이 없거나 고령자일수록 중력을 가하는 운동을 상대적으로 덜 하므로 뼈에서 칼슘이나 미네랄이 빠져나가기 쉽다.[22] 그러면 뼈가 점점 약해지고 골절 위험이 급격히 증가하여 엉덩방아를 찧기만 해도 등뼈가 부러지는 일이 생길 수 있다. 가벼운 외상뿐 아니라 심지어 기침만 해도 골절이 생길 수 있다.

회복 속도도 더뎌서 한번 골절되면 잘 낫지 않고 오랫동안 통증이 지속된다. 기침이나 엉덩방아를 찧은 뒤에 생긴 허리 통증이 좀처럼 낫지 않는다면 이러한 골절 가능성을 생각해볼 필요가 있다.

이 밖에 허리뼈에 감염증이 생기거나 암이 전이되어 허리 통증이 생기기도 하는데, 이와 같은 원인이 발견될 확률은 1퍼센트 미만으로 알려져 있다.[23] 대체로 전자는 발열이나 오한, 후자는 의도치 않은 체중 감소 등의 증상을 동반하므로 이를 통해 구별한다.

이처럼 허리 통증은 원인이 다양해서 '허리 통증=노화의 신호'라고 단정할 수 없다. 또한 단순하게 통증을 노화 때문이라고 치부해버리면 심각한 질병을 놓칠 우려가 있으므로 주의한다. 허리 통증은 여전히 수많은 고령자를 괴롭히는 문제이므로 골다공증을 비롯해 그 '원인'을 확실히 규명할 필요가 있다.

걷지 못하게 되는 가장 큰 요인은 '무릎 통증'

나는 고인이 된 할머니가 아직 정정하실 때 자주 무릎 통증을 호소하던 일을 기억한다. 여든이 넘어서도 혼자 장을 보러 다니던 건강한 할머니였지만, 집에 돌아오면 무릎이 아파서 파스 등으로 통증을 가라앉히곤 했다. 또 무릎을 보호하기라도 하려는 듯 장을 보러 갈 때는 항상 바구니가 달린 사륜 보행기를 이용하던 일도 기억한다.

당시에는 '할머니 무릎에 병이 있나?' 하는 정도로밖에 생각을 못 했고, 그 배경에 대해서도 잘 알지 못했다.

나의 할머니가 아니더라도 공원 벤치나 지하철 역사를 떠올려보면 앉아서 주먹으로 무릎을 두드리거나 주무르는 노인을 볼 수 있다. 걷는 모습도 살짝 뒤뚱거리거나 절뚝이는 모습인데, 그럴 때 얼굴을 보면 어딘가

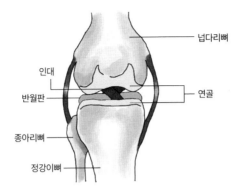

넙다리뼈

인대

연골

반월판

종아리뼈

정강이뼈

불편한 듯한 인상이어서 안쓰럽기도 하다.

사실 무릎 통증은 허리 통증 다음으로 노년의 삶을 힘들게 하는 증상이다. 허리 통증이나 어깨 통증과 마찬가지로 원인 또한 다양하다. 세균번식에 따른 감염으로 통증이 유발되기도 하고, 류머티즘 같은 질환으로 통증이 생기기도 한다.

무릎 통증의 원인 중에서 노화와 더불어 증가하는 질환은 '무릎골관절염'이다. 무릎골관절염은 나이가 가장 주된 위험인자로 알려져 있다.[24] 고령자를 걷지 못하게 만드는 가장 발생 빈도가 높은 질환으로, 내 할머니의 무릎 통증도 필시 이 병이 원인이었을 것이다.

그렇다면 무릎골관절염이란 어떤 질환일까? 이를 이해하기 위해 무릎관절의 구조를 간략히 파악해보자.

먼저, 관절 위아래에는 다리의 기둥이 되는 뼈가 있다. 위아래 두 뼈가 직접 맞닿으면 무릎 관절을 원활하게 움직일 수가 없다. 뼈는 매우 튼튼하고 단단한 구조물이기 때문이다. 그래서 뼈와 뼈 사이에는 부드럽고 매끄러운 연골이 존재한다. 이 연골이 관절 내의 마찰을 줄여 원활한 움직임을 돕는다.

무릎 관절은 다리를 움직일 때마다 사용하므로 끊임없이 기계적인 자극을 받는다. 우리의 무릎 연골은 이러한 자극에 항상 노출되어 있다. 그래서 오랜 세월을 쓰다 보면 결국 연골에 변성이나 마모가 생기게 된다. 마치 한 신발을 오랫동안 애용하면 밑창이 닳아서 얇아지듯이 연골도 조금씩 닳아서 줄어드는 것이다.

동시에 관절 주위에 염증이 생기게 된다. 반복되는 자극 때문에 관절의 연골이 닳거나 염증이 생기면 연골을 형성하는 세포가 사멸하게 된다. 그런데 연골의 재생능력은 상대적으로 떨어지므로 이런 과정이 반복되면 연골이 차츰 얇아지면서 관절의 유연성을 잃게 된다. 관절이 유연성을 잃고 염증을 일으키면 통증이 발생하게 된다.

앞에서도 설명했지만 무릎골관절염은 나이가 들면서 증가한다.[24] 관절이 노화하면 연골이 수축하고 수분이 감소한다.[25] 그리고 이러한 변화가 무릎골관절염이 발생하기 쉬운 환경을 조성한다.

실제로 무릎골관절염의 발생 빈도를 조사한 몇몇 연구를 보면, 공통적으로 나이가 들수록 증가하는 경향이 있다고 지적한다.[24] 일본에서는 50대 이상 중에서 약 1,000만 명이 무릎골관절염으로 인한 무릎 통증을 경험한다고 한다.[26] 나이가 많아질수록 특히 여성에게서 더 많이 나타난다.

나이 외에 무릎 부상이나 비만도 위험인자로 알려져 있다.[27] 비만은 체중을 받치는 무릎에 부담을 더할 뿐 아니라 비만으로 축적된 지방이 염증을 일으키기도 한다. 이 두 가지 요인이 결합해 무릎골관절염의 발병을 앞당기는 것[28]이므로 주의한다.

일반적으로 농업, 토목업, 소방직 등의 직업에 종사하는 사람은 무릎골관절염의 발병 위험이 높다고 알려져 있다.[29] 무릎을 자주 굽혔다 폈다 하면서 부담을 주기 때문이라고 판단된다. 따라서 이러한 분야에서 일한 경험이 있거나 근무 중인 사람은 주의가 필요하다.

무릎골관절염은 나이와 더불어 무릎을 혹사한 정도, 비만 등의 생활습관, 직업과 관련된 위험도 등의 요인이 결합하여 발병한다.

연령에 따른 무릎골관절염 비율[23]

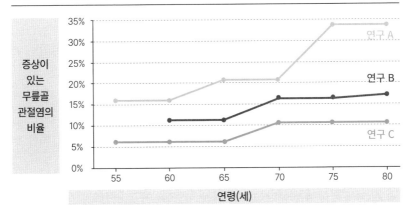

사람마다 신체 노화 정도가
다른 이유

어느 날 외래로 102세 여성이 찾아왔다. 복용 중인 약은 변비약뿐으로 지금까지 병다운 병을 앓아본 적이 없다고 했다. 겉으로 보기에는 70세라고 해도 믿을 만큼 젊었고, 건강한 두 다리로 걸어서 진료실을 방문했다.

나는 나이를 잘못 본 건 아닌가 싶어 몇 번이나 진료기록부를 확인했지만, 틀림없이 102세였다. 내가 조금 놀란 얼굴을 하자 여성은 "마음은 아직 스물두 살이에요" 하며 웃었다.

정기검진이 방문 목적이었던 터라 진료는 간단히 끝났는데, 이후 나는 궁금증을 참을 수 없어서 여성에게 물었다. "실례가 되지 않는다면 젊음의 비결이 무엇인지 여쭈어도 될까요?" 그러자 이런 대답이 돌아왔다.

"좋아하는 음식을 먹고, 세세한 일에는 신경 쓰지 않고, 마음 가는 대로 살아서일까요."

함께 내원한 손자가 '할머니는 스테이크를 좋아해서 1주일에 한 번은 스테이크를 드세요'라고 덧붙였다.

"스테이크를 정말 좋아해요. 하지만 원 없이 먹었으니 언제 죽어도 괜찮아요."

아주 짧은 대화였지만 잊히지 않을 정도로 강렬했다.

102세에 스테이크를 먹고 건강한 생활을 하고 있다니 상상도 못한 노후였다. 나이가 들면 대개 기름진 음식을 잘 소화하지 못하고 붉은 고기나 비계는 건강에 해롭다는 이야기를 하는데, 이를 완전히 무력화시키는 경험이었다. 지금까지 '연령 증가가 곧 노화는 아니다'라고 했는데 정말로 그렇게 느낀 순간이었다.

그런데 한편에서는 70세에 굉장히 쇠약한 사람도 있다. 이 차이는 어디에서 올까? 나는 서장에서 '노화의 25퍼센트 정도는 유전적인 영향일 가능성이 있다'고 설명했다. 그렇다면 남은 75퍼센트는 무엇일까?

그 대답의 단면을 보여주는 연구가 있다. 미국에서 평균 나이가 85세인 참가자 1,677명을 대상으로 14년간 연령 증가에 따른 신체 기능 및 인지기능의 변화를 추적 관찰한 연구가 있었다.[30] 다수의 고령자가 포함된 실험이었기에 모든 사람의 측정치가 조금씩 쇠퇴하는 결과를 보이기는 했지만, 이 중 50퍼센트 정도인 891명은 그 기능을 유지했다.

기능을 유지한 사람들의 특징을 조사했더니 당연한 결과일지 모르지만, 지병이 많지 않고 '혈관 위험인자'가 적다는 공통점이 발견되었다.

혈관 위험인자란 이상지질혈증, 고혈압, 당뇨병, 흡연, 비만 등을 가리킨다. 혈관 위험인자로 발생하는 질환에는 '자각증상을 느끼기 어렵다'라는 공통점이 있다. '몸 상태가 나쁘지 않은데 왜 치료가 필요한지 모르겠다'고 하는 사람이 많은데, 이처럼 혈관 위험인자는 노화와도 깊은 관련성을 보인다.

실제로 심장병, 고혈압, 비만이 있는 사람은 노화의 진행이 빠르다는 특징이 있다.

30~50대의 경제 상황이
노후 건강에 크게 관여한다

영국에서도 약 6,000명을 대상으로 연령 증가에 따른 신체 기능 및 인지기능의 변화를 추적조사하는 유사한 연구가 이루어졌다.[31] 17년간 진행된 이 연구에서는 '성공적인 연령 증가'를 심각한 질환에 걸리지 않고 신체 기능과 인지기능을 유지하는 상태로 정의하고, 어떤 사람들이 이런 상태에 도달하는지 관찰했다.

그 결과 가장 큰 영향을 미친 요인은 30대에서 50대까지의 경제 상황이었다. 경제 상황이 여유로운 사람일수록 '성공적인 연령 증가'와 관련이 컸다. 이 연구에는 연간 수입이 100만 엔(약 1,000만 원) 정도부터 2,500만 엔(약 2억 5,000만 원) 정도까지의 사람들이 포함되어 있었는데, 수입이 가장 적은 그룹과 가장 많은 그룹 사이에서 큰 격차를 보였다.

경제 상황이라는 요인을 제외하면 금연, 건강한 식생활, 운동 등이 관련이 깊었다. 이외에도 여성의 경우에는 적당한 음주(맥주로 하루 350밀리리터까지), 남성의 경우에는 직장 상사나 동료의 지지가 성공적인 연령 증가와 관련이 있었다.

사회경제적인 지위와 건강의 상관관계에 대해서는 지금까지 다양한 연구에서 지적되었다. 경제적으로 여유가 있으면 생활수준이 개선되고 의료에 대한 접근이 향상되어 더 신속하게 건강한 생활환경을 조성할 수 있기 때문이다.[32]

결국 경제적인 상황이나 생활습관 등의 요인들이 누적되어 노화에 다양한 영향을 미친다고 볼 수 있다.

30대에서 50대까지는 대체로 심각한 질병도 없고, 신체 변화도 크게 두드러지는 시기가 아니다. 그렇지만 이 시기에 축적된 것들이 결국 노후의 신체 변화에 큰 영향을 끼칠 가능성이 있다.

'컨디션이 좋으니까', '증상이 없으니까' 같은 직감은 판단의 기준이 되지 못한다. 아직은 젊다고 생각되는 이 시기에는 무엇보다 건강한 습관의 형성이 중요하다.

최고의 노후가 되려면

운동이
미래 건강을 좌우한다!

첫 번째 M으로 소개한 이동성Mobility을 노후에도 유지하려면 어떻게 해야 할까? 가장 효과적인 방법은 당연히 운동이다. 지금부터는 운동이 왜 중요한지 그 근거를 소개해보려 한다.

흔히 '운동은 몸에 좋다'라고 하는데, 구체적으로 어떻게 몸에 좋다는 말일까? 이에 관해서는 지금까지 수많은 연구가 이루어졌고, 그 효과는 실로 다방면에 이른다.

먼저 '위험성 저하'라는 관점에서 보면 운동은 사망, 심혈관질환, 고혈압 등의 위험을 낮춘다. 그리고 의외라고 여길지 모르지만 폐암, 유방암, 췌장암 등 적어도 여덟 종류의 암 발병 위험을 떨어뜨린다.

이러한 연구는 '운동하면 암에 걸리지 않는다'는 인과관계를 나타내지는 않지만, 적어도 밀접한 관련이 있다고 할 수 있다.

위험성 저하		개선
사망 심혈관질환 고혈압 2형 당뇨병 암 우울증	&	신체 기능 인지기능 생활의 질 수면의 질 골밀도

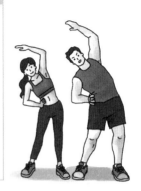

한편, 정적인 생활이 암 발생 위험을 높인다고 보고한 연구도 있다.[38] 이 연구에서는 운동 여부와 관계없이 앉아 있는 시간이 길수록 암의 발병 위험이 높아진다고 지적한다. 일상에서 하루하루의 활동성이 건강에 미치는 영향을 바로 체감하기는 쉽지 않지만, 장기적인 관점에서는 10년 뒤나 20년 뒤의 건강과 밀접하게 연관된다.

또한 운동은 발병 위험을 낮출 뿐 아니라 신체 기능을 비롯해 인지기능, 생활의 질, 수면의 질을 개선해주는 효과도 있다.

나의 생각으로는 운동만큼 '질병 예방'이나 '삶의 질 개선'에 효과적인 약은 세상 어디에도 존재하지 않는다. 운동은 그 무엇보다 뛰어난 '좋은 약'이다. 말 그대로 장점만 있으며 부상을 제외하면 건강상의 위험도 적다. 이렇게 좋은데도 사람들은 왜 운동을 꺼릴까.

그 이유는 '예방'이라는 개념의 한계 때문이다. 건강이나 질병 문제는 아무래도 예방보다는 '치료' 쪽이 효과가 두드러지고 주목을 받는 경향이 있다. 다시 말해 예방 효과는 과소평가되기 쉽다.

운동은 '기분이 상쾌하다', '체중이 줄었다'처럼 변화를 체감할 수 있어서 전혀 효과를 실감하지 못하는 예방의료보다 유리한 측면이 있다. 그럼에도 여전히 '정말로 암을 예방할까?', '당뇨병을 막아줄까?' 하는 측면은 몸으로 체감하기 어렵다. 그래서 운동 효과는 저평가되고 만다.

하지만 실제로는 운동을 통해 매우 폭넓은 건강 효과를 기대할 수 있다. 우리는 이 '과소평가되었다'라는 점에 유의해야 한다.

운동량에 대한 답은 '0보다 1'

운동에 관해 말하다 보면, "그럼 운동은 얼마나 하면 좋을까요?"라는 질문을 많이 받는다. 이에 대해서는 '주 2회는 필요하다'는 의견에서부터 '날마다 해야 의미가 있다'라는 의견까지 실로 다양하다.

실제로 과학적인 대답은 '처음에는 0보다 1'이다. '운동은 조금 하면 효과가 없다'라고 주장하는 사람이 있을지 모른다. 하지만 몇몇 연구를 보면 꼭 그렇지만도 않은 것 같다. 그중에서 '주말만이라도 운동을 시작해보자'라고 결심한 사람에게 용기를 주는 연구를 소개한다.

영국에서 이루어진 이 연구는 40세 이상 약 6만 3,000명을 대상으로 전혀 운동하지 않는 사람, 1주일에 150분 미만으로 하는 사람, 주말에만 합계 150분 정도 하는 사람, 1주일에 3회 이상 합계 150분 넘게 하는 사람으로 나누어 조사했다.[39] 이때 운동에 포함된 항목의 강도는 워킹, 가벼운 수영, 잔디 깎기 정도였다.

연구 결과에 따르면 운동을 전혀 하지 않는 사람을 기준으로 했을 때, 1주일에 150분 미만으로 하는 사람과 주말에만 하는 사람의 사망 위험이 약 60~70퍼센트 감소했다고 한다. 평일에는 바빠서 힘들지만 주말에는 운동이 가능하다는 사람이 있다면, 분명 노력한 만큼의 보상이 있을 것이다.

또 하나 흥미로운 연구가 있다. 40대 이상을 대상으로 걸음 수와 사망률의 관계를 검토한 연구다.[40] 아래의 그래프는 가로축이 하루당 걸음 수이고, 세로축이 사망률이다. 하루당 걸음 수가 2,000보에서 4,000보, 6,000보로 증가함에 따라 사망률이 낮아지는 모습을 확인할 수 있다. 일

걸음 수와 사망률의 관계[40]

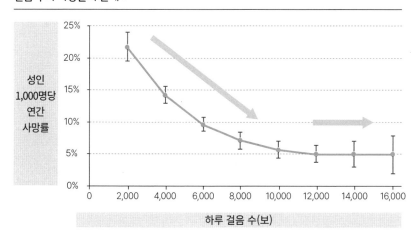

정 걸음 수 이후부터는 정체하는 모습을 보이지만, 적어도 1만 보까지는 많이 걸으면 걸을수록 사망률이 떨어진다. 일정 정도까지는 '운동은 하면 할수록 효과적'이라고 말할 수 있다.

그런가 하면, 운동은 하면 할수록 좋다는 의견에 반기를 드는 연구도 있다. 미국에서 진행된 연구로 21세에서 98세에 이르는 66만 1,000명의 약 14년 치 데이터를 기반으로 운동량과 사망 위험 사이의 상관관계를 분석했다.[41]

아래의 그래프를 보면, 가장 많이 권장되는 최소 운동량은 7.5METs·시간/주이다(왼쪽에서 두 번째, 세 번째 그룹이다). 멧츠METs는 운동 강도를 표현할 때 자주 사용되는 단위다. 쉽게 구체적인 예를 들어 설명하면, 7.5METs·시간/주는 가벼운 운동을 1주일에 150분 정도 한다는 뜻이다. 이는 조깅이나 수영을 1주일에 1시간에서 90분 정도 하는 운동량에 해당한다.

사망 위험과 운동량의 관계[41]

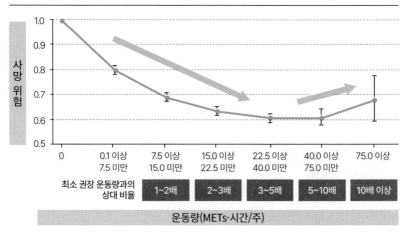

1장 신체 기능을 유지하다

그래프를 보면 권장 운동량인 7.5METs·시간/주에서 주당 운동량을 2배, 3배씩 늘려갈수록 사망 위험은 점점 더 낮아진다. 하지만 10배 이상 늘리면 사망 위험이 다시 증가하는 경향을 확인할 수 있다.

실제로는 통계학적 차이가 반영되지 않아서 결론을 내리기 쉽지 않지만, 적어도 운동에는 이른바 '천장효과'가 있어서 무작정 늘린다고 좋지는 않은 듯하다. 수영(배영)을 예로 들면, 1주일에 60분에서 매일 40~50분까지는 운동량을 늘리면 늘릴수록 건강 효과가 상승하지만, 매일 100분을 넘어가면 상승이 멈출 뿐만 아니라 오히려 해가 될 수도 있다.

과도한 운동은 심방잔떨림이라고 하는 부정맥이나 심근경색의 위험을 높인다고 알려져 있다.[42] 무슨 일이든 균형이 중요하다.

핵심은 좋아하는 운동을 꾸준히 하는 것

운동은 건강수명에 필수적이고 적당한 강도로 지속한다면 노화를 예방하는 명약이라는 것까지 이해했다면, 다음으로 어떤 운동이 가장 효과적인지 알아보자.

많은 학회에서 권장하는 운동은 유산소운동과 근력운동의 조합처럼 여러 운동을 혼합하는 방식이다. 하지만 실제로 명확한 근거가 확립되어 있지 않으며, 특정한 운동이 다른 운동 효과를 월등히 뛰어넘는다는 근거도 아직은 부족하다. 광고를 통해 특정한 운동(또는 특정한 운동 기구)이 특정한 질환에 효과가 있다고 선전하는 것을 접한 경험이 있을 텐데, 그러한 주장도 반드시 과학적인 근거에 기반한 것은 아니니 잘 판단해야 한다.

운동에 따라 달라지는 것은 '강도'와 '에너지 소비량'이다. 운동 강도에는 앞서 소개한 METs라는 단위가 사용되는데, 볼링이나 워킹을 축구나 조깅과 비교하면 강도 면에서 거의 2배 차이가 난다는 사실을 아래 표를 통해 확인할 수 있다. 멧츠는 가만히 앉아 있을 때의 에너지 소비량을 1로 하여 그 몇 배의 에너지를 소비하는지를 나타낸 지표다. 일상생활을 예로 들면 반려견 산책이나 청소기 돌리기는 약 3METs에 해당한다.

운동으로 7.5METs·시간/주를 목표로 할 때 가벼운 워킹이나 청소기 돌리기라면 주 150분 정도의 운동량이 필요하다. 1주일에 2시간 반이나

METs	운동 내용
3.0	가벼운 근력운동, 볼링, 플라잉디스크, 배구
3.5~4.0	워킹
4.5	배드민턴, 골프
7.0	조깅, 축구, 테니스, 수영(배영), 스케이트, 스키

집에서 청소기를 돌리는 사람은 없을 테니 워킹이나 반려견 산책을 매일 20분 이상, 아니면 주 3회 50분씩 하면 현실적인 숫자가 아닐까 싶다.

한편, 조깅처럼 강도가 높은 운동은 주 1시간 남짓만으로도 목표치인 7.5METs·시간/주에 도달할 수 있다.

운동은 종류나 강도의 차이를 고려하는 일도 중요하지만, 더 중요한 문제는 지속성이다. 운동은 '지속이 곧 힘'이므로 즐거우면서도 꾸준히 할 수 있는 운동을 선택하는 게 좋다. 물론 꾸준한 운동이 말처럼 쉬운 일은 아니지만, 날마다 양치와 세수를 하듯이 한번 습관화하면 하지 않는 날이 오히려 개운치 않을 것이다. 어쨌든 운동은 조금이라도 하는 것이 안 하는 것보다 낫다.

시작이 어렵게 느껴지더라도 이번 기회에 한 발 내디뎌보자. 지금의 결단이 5년 뒤, 10년 뒤의 당신을 구할 것이다.

노후에는 근육이 연금보다 더 중요하다

노년층에게 운동이 절실한 이유는 근육을 지키고 다양한 상황에서 몸을 잘 쓰기 위해서다. 변기에서 잘 일어서고, 집 안에서 무리 없이 이동하며, 필요한 물건을 쉽게 옮기는 등의 일상생활은 그만한 체력과 근력이 있어야 가능하다. 운동은 건강한 일상을 가능하도록 도와준다.

운동의 강도보다는 꾸준함이 중요하다. 적절한 강도와 방식을 찾아 꾸준히 함으로써 근감소증을 예방해야 한다.

1990년 미국의사협회 저널에 '90세 노인들의 고강도 근육 훈련'이라는 논문이 발표된 이후 고령자도 근육운동을 하면 효과가 좋다는 연구 결과가 이어지고 있다. 당시 90세를 넘긴 남녀 9명을 대상으로 8주간 강도 높은 근력 훈련을 시켰더니 근력이 좋아지고 걸음걸이도 향상된 것이다. 운동을 통해 근육을 잘 지키면 최소 10년은 젊게 사는 셈이 된다.

노쇠 예방을 위해선 근력운동과 균형 운동을 병행하는 게 바람직하다. 걷는 운동과는 별개로 1주일에 2~3회 정도 스쿼트 같은 근력운동과 한 발로 버티기 같은 균형 운동을 번갈아가면서 하는 게 좋다. 허벅지와 종아리를 튼튼하게 하는 하체 운동은 무릎 통증도 예방해준다.

운동은 '회춘약'이라고도 불릴 만큼 일상의 활력을 불어넣는다. 노후에 이동성을 높여주고 낙상 위험을 줄이는 데에도 큰 도움이 된다.

운동과 영양은 한 쌍의 바퀴

지금까지 운동이 건강과 신체 기능 유지에 얼마나 중요한지 그간의 연구 결과들을 통해 살펴보았다. 운동은 우선 0보다 1, 그리고 지속하기 위해 좋아하는 종류를 선택해야 하며, 무엇보다 꾸준함이 중요하다는 사실을 배웠다.

하지만 운동만 열심히 한다고 다는 아니다. 운동과 짝을 이루는 '영양'

또한 매우 중요하다. 적절한 운동과 적절한 영양이라는 2개의 바퀴가 균형을 이룰 때 비로소 신체 기능과 건강을 유지할 수 있다. 그렇다면 '적절한 영양'이란 무엇인지 잠시 짚어보기로 하자.

30대나 40대에는 과식이 문제되는 경우가 많아서 고혈압이나 당뇨병이 생기면 치료 방법으로 식사 제한을 권장한다. 비만이 심각한 사회문제로 꼽히는 미국에서도 칼로리 제한은 치료의 기본을 이룬다. 이때 적절한 영양이란 '영양 과다 섭취를 피한다'라는 뜻이다.

반면, 고령이 되면 지나치게 마르거나 영양이 부족해서 문제되는 일이 적지 않다. 나이가 들면 소화력이 떨어지고 지병이 생길 확률이 커지므로 저절로 입맛이 없거나 식사량이 줄게 된다. 또 '건강에 신경 쓴다'는 마음에서 스스로 음식의 종류를 제한하기도 한다. 딱히 염분이나 당질 제한이 필요 없는데도 열심히 지켜 결과적으로 노후에 먹을 만한 음식이 별로 남지 않게 된다.

나이들어서는 양은 소박하게 하되, 영양소는 균형 잡힌 식사를 하는 게 좋다. 젊을 때와 차이가 있다면 양질의 단백질 섭취가 더 강조된다는 점이다. 나이가 들면 몸 안에서 생성되는 단백질의 양은 줄고 빠져나가는 양은 늘어난다. 근육이 감소하는 걸 막기 위해서라도 단백질 섭취에 신경 써야 한다. 식물성 단백질과 동물성 단백질 모두 적은 양이라 하더라도 매 끼니마다 잘 챙겨 먹어야 한다.

건강을 유지한다는 말은 나이나 지병에 따라 해석이 달라진다. 비만한 사람에게는 식사 제한이 '건강한 식사'가 되겠지만, 야윈 사람에게는 충분한 음식 섭취가 '건강한 식사'가 된다.

모두에게 효과적인 건강법은 없다

50세에 고혈압이 있는 사람은 5년 뒤나 10년 뒤의 자신을 심근경색과 뇌경색으로부터 지키기 위해 염분을 제한할 필요가 있다.

하지만 똑같은 고혈압이라도 현재 90세인 사람이 10년 뒤의 뇌경색을 걱정한다면 이야기는 달라진다. 이때 염분을 제한하면 오히려 식욕을 떨어뜨려 건강을 해치는 식사가 될 우려가 있다. 더욱이 소금의 구성 요소인 나트륨 수치가 떨어진 상태라면 염분 제한은 상황을 악화시키므로 오히려 염분 섭취가 건강 유지에 중요해진다.

이처럼 염분 하나만 따져보아도 영양 섭취가 건강에 미치는 의미는 사람마다 완전히 달라진다.

그러나 안타깝게도 세간에 떠도는 건강 정보는 이러한 개인차를 구별하지 않는다. 본래 개별성이 큰 건강을 한데 뭉뚱그려서 '당질 제한으로 몸도 마음도 건강하게'라거나 '키토제닉 건강법으로 모든 질병 완치'라고 말한다. 마치 모든 사람에게 효과가 있는 것처럼 말이다. 이러한 식사법은 젊고 건강한 일부 사람에게는 효과가 있을지 몰라도 대부분은 그렇지 않다.

특정한 식사법만 고집하는 것에는 반드시 위험이 뒤따른다는 사실을 잊어서는 안 된다. 마른 사람이 잘못된 판단으로 키토제닉 건강법을 시작하면 또 다른 영양 결핍을 초래할 가능성이 있다.

얼핏 매력적으로 보이는 건강법을 덮어놓고 따르거나 자신에게 맞는 건강법을 몸이 다른 친구에게 권하는 일은 바람직하지 않다.

치아 상태나 약 부작용을
반드시 점검하라

나이들어 야위거나 영양이 부족해지는 원인에는 약 부작용, 우울증, 씹거나 삼키는 능력의 저하, 식사 돌봄의 필요, 부적절한 식사 제한 등이 있다. 고령의 조부모나 부모가 식사하는 양이 줄었다고 생각되면 이런 점에 주의를 기울일 필요가 있다.

음식 섭취 측면에서 치아 관리는 매우 중요한 포인트다. 여러분은 평소 치아 관리를 어떻게 하고 있는가? 양치질 같은 예방 행동이나 정기적인 치과 검진은 앞에서 설명한 운동과 마찬가지로 효과를 바로 체감하기 어렵기 때문에 소홀히 하기 쉽다. 충치 몇 개 정도로는 통증이 있더라도 별다른 불편함을 느끼지 못하는 게 사실이다.

그러나 충치나 치주염을 오래 방치하면 결국 치아가 빠져서 자기 치아로 음식을 먹지 못하게 된다. 먹지 못한다는 건, 결국 생명 유지의 근간이 흔들리게 된다는 뜻이다. 그때가 되어서야 사람들은 비로소 후회하지만 이미 때가 늦어서 치아를 되살릴 방법은 없다.

자기 치아가 없는 고령자라면 틀니를 사용하는 방법이 있다. 그러나 여기에도 놓치기 쉬운 허점이 있다. 가족들은 '틀니를 쓰니까 괜찮다'고 안심할지 모르지만 시간이 지날수록 점점 살이 빠지면서 원래 사용하던 틀니가 맞지 않게 되는 일이 있다. 또한 '틀니를 쓰는데도' 그 틀니로 인해 식욕이 저하하는 일도 있고, 틀니 자체를 거부해 식음을 전폐하는 일도 있다. 치아 관리는 절대 게을리할 일이 아니다.

약 부작용으로 밥을 먹지 못하는 일도 있다

때로는 약 부작용이 식욕 저하의 원인이 되기도 한다. 의사로서 자주 접하는 사례로는 치매 약을 들 수 있다.

치매 약은 인지기능이 떨어지는 속도를 늦추는 효과가 있다. 그러나 '콜린에스테라아제 억제제'라 불리는 치매 약은 식욕 저하를 비롯한 소화기 문제와 체중 감소가 가장 큰 부작용으로 지적된다. 이 약은 속임약 실험에서도 체중 감소 결과를 보였다고 한다.[43] '꾸준히 복용하고 있지만 부작용은 없다'라는 목소리가 있지만, 실제로 약을 줄이거나 끊었더니 식욕이 돌아왔다는 사람들이 있다. 익숙한 약이 자신도 모르는 사이에 건강을 해치기도 한다.

한편, 지나치게 마르거나 식욕이 떨어지는 배경에 아직 진단되지 않은 질환이 숨어 있을 때도 있다. 위나 식도의 문제라면 쉽게 알아차릴 수 있지만 전혀 생각지 못한 질환이 식욕 저하의 원인이 되기도 한다.

고령의 가족이 '요즘 들어 음식을 제대로 먹지 못한다'고 생각된다면 지금 놓치고 있는 문제는 없는지 점검하고, 만약 문제가 있다면 그에 맞는 대처가 필요하다.

의외로 중요한
발 관리

신체 기능 유지에 매우 중요한 부분인데도 그냥 지나치기 쉬운 곳이 '발'이다. 신체의 기능 유지라고 하면 자연스럽게 운동이나 근육으로 화제가 쏠리는데, 알고 보면 발은 우리가 걷고 움직이는 활동에서 매우 큰 역할을 하는 중요한 신체 부위다. 그런데도 고령자를 진료하다 보면 의외로 많은 사람이 발에 신경 쓰지 않는다는 것을 알게 된다.

나는 외래에서 반드시 한 번은 환자의 발을 진찰한다. 신발이나 양말을 벗기까지 시간이 걸릴 때가 많아서 인사를 마치고 나면 진료기록부를 확인하는 시간을 활용해 환자에게 신발과 양말을 벗도록 부탁한다.

사실 병원에 가더라도 발을 다친 경우가 아니라면 의사에게 맨발을 보여주는 일은 거의 없을 것이다. 이런 이유로 환자 중에는 폐질환이나 고혈압 때문에 왔는데 왜 발을 보여달라고 하느냐고 묻는 사람도 있다. 하지만 나는 폐만 치료하면 된다고 생각하지 않는다. 폐가 좋아져도 발에 문제가 생겨서 걷지 못한다면 주치의로서 실격이다.

그래서 '폐도 물론 중요하지만 하루하루 건강하게 지내도록 돕고 싶으니 걷는 데 중요한 발도 확인하게 해달라'고 한다. 다행히 이 말을 듣고 반대한 사람은 없었다.

발 상처가 심각한 감염증을 일으키기도

발을 살펴보면 매우 청결하게 관리하는 사람이 있다. 특히 여성들이 그렇다. 반면, 혼자 사는 남성은 그렇지 못할 때가 많다. 발톱이 길게 자라 있기도 하고, 관절 변형이나 심각한 곰팡이 감염증을 보이기도 한다. 그런데도 환자 본인은 아무런 자각을 못하기도 한다.

'발은 아무렇지도 않아요'라고 하는 사람에게서 발에 관련된 질병이나 이상을 발견할 때도 많다. 그래서 환자가 '아무렇지도 않아요'라고 하더라도 꼭 한 번은 발을 확인한다.

당뇨병이 있는 환자는 발 관리가 더 중요하다. 당뇨병이 생기면 발 감각이 둔해지는 경우가 있기 때문에 발을 다쳐도 통증에 무뎌지고, 발에 상처가 나도 알아차리기 어렵다. 또 당뇨병으로 감염증에 취약한 상태가 되면 발에 난 상처로 세균이 들어가 목숨을 위협하는 심각한 질병으로 발전하기도 한다.

실제 당뇨병 환자의 최대 30퍼센트에서 발 상처가 확인된다고 한다.[44] 대부분 예방할 수 있는 상처였는데도 불구하고, 상처가 생긴 사람 가운데 20퍼센트는 최종적으로 발을 절단한다는 보고도 있다.[44] 또한 발에 상처가 있는 사람은 상처가 없는 사람보다 사망 위험이 2.5배나 증가한다고 한다.[45]

나이들수록 발을 꼼꼼히 관찰하고 관리하는 일은 매우 중요하다.

발 관리는
낙상도 막는다

나는 노년의 삶을 180도 바꾸는 큰 위험으로 낙상을 얘기한 바 있다. 그런데 발 관리는 낙상 예방에도 중요한 역할을 한다.

어느 날 외래로 최근 몇 달 사이에 두 차례나 넘어졌다는 고령의 남성이 찾아왔다. 두 번 모두 바닥의 높낮이 차이로 생긴 일이었고, 몸에는 아무런 문제가 없다고 했다. 환자의 설명은 그랬지만 두 차례나 넘어졌다는 사실은 무시하고 넘어갈 수 없는 문제였다.

그런데 발을 보자마자 그 이유를 알 수 있었다. 일단 환자는 위험하게 신발 뒤축의 끈이 끊어진 샌들을 신고 있었다. 이런 샌들을 신고 있으면 젊은 사람도 자칫 넘어질 수 있다. 환자에게 이런 샌들 때문일 가능성이 있다고 말하니 놀라는 눈치였다.

더 위험해 보였던 건 바로 발 상태였다. 발톱도 길고 심각한 무좀도 있었지만 제대로 치료하지 않은 탓에 피부가 군데군데 헐고 출혈이 있었다. 얼굴은 수염도 없고 관리를 잘하는 듯했지만, 발에는 전혀 신경을 쓰지 않은 것이다.

이 환자에게는 낙상 예방을 위해 밑창이 고무로 된 스니커즈를 권했고, 하루에 한 번씩 꼼꼼히 발을 씻고 무좀약을 바르도록 했다. 밑창이 얇으면서 단단한 운동화나 스니커즈는 비교적 잘 넘어지지 않는 신발로 알려져 있다.[46] 단, 신발이 발에 맞지 않으면 넘어질 위험이 커지므로 발에 맞는 신발을 잘 골라 신도록 조언했다.

나는 평소 사람들에게 발 관리를 매우 강조하는 편이다. 발톱이 길지는 않은지, 무좀 등으로 피부가 변하지는 않았는지, 크기가 맞는 신발이더라도 발에 통증은 없는지 등을 꼼꼼히 확인하도록 권한다. 귀찮더라도 날마다 발가락 사이사이를 깨끗이 씻고, 물기를 잘 닦은 후에는 보습제를 바르는 등 손질을 게을리하지 말라고 한다.

발 관리는 소홀히 생각하기 쉽지만 마지막까지 제대로 걸으려면 평상시 소중하게 다루어야 한다. 관리가 소홀하면 돌이키기 어려운 손상을 입어 노후에 제대로 걷지 못하게 될 수도 있다.

넘어지지 않는 주택 환경을 조성하기

집에서 넘어지는 사람이 있다면 신체적인 이상뿐 아니라 주택 환경을 살피는 일도 중요하다. 누누이 강조했듯 고령이 되면 단 한 번의 낙상 사고가 인생을 망가뜨리기도 한다. '한 번 넘어지고 나서 노화가 급속히 진행되었다'라거나 '낙상 사고로 사망에 이르렀다'는 사람도 있다.

병원에서 각종 검사를 했지만 아무런 이상을 발견하지 못했다면 진짜 원인은 자택에 있을 가능성이 크다. 좀처럼 호전되지 않는 허리 통증으로 고생하던 A씨의 일화가 말해주듯, 나이들면 주택 환경도 건강에 영향을 미치기 때문이다. A씨의 허리 통증은 결국 허리가 아닌 '부엌 수술'에 치료의 답이 있었다.

주택 환경 개선이 낙상 사고 예방에 효과가 있다는 사실을 밝힌 연구가 있다. 뉴질랜드에서 이루어진 연구로 저명한 의학 잡지 《랜싯The Lancet》에 게재되었다.[47]

이 연구에서는 주택 환경을 점검하고 정비한 그룹과 그렇지 않은 그룹을 임의로 나누어 각각 3년 동안 경과를 관찰했다. 더불어 집에서 넘어져 다친 사람의 비율이 어느 정도 차이가 나는지 조사했다. 두 그룹을 비교했더니 주택 환경을 개선한 그룹에서는 자택 내 낙상 사고가 26퍼센트나 감소했다고 한다.

이 연구에서 환경 정비에 들어간 비용은 한 사람당 평균 830달러(약 100만 원) 정도였다. 이만한 돈을 들일 가치가 있는지 의구심을 품는 사람도 있을 텐데, 낙상으로 생긴 부상을 치료하는 의료비뿐 아니라 부상 후유증에 따른 자택 요양, 일하지 못한 데에서 오는 수입 감소 등을 고려한다면 다쳐서 발생하는 비용이 더 클 수도 있다.

보고서는 환경 정비 비용과 부상 감소율을 감안하면 결과적으로 주택 환경을 개선하는 편이 가성비가 나았다고 밝히고 있다. 단기적으로는 지출이 발생하더라도 장기적으로 회수 가능성이 충분할 때는 돈을 쓰는 쪽이 오히려 이득이다.

한편, 미국질병통제예방센터CDC에서는 다음과 같은 주택안전점검표를 공개하고 있다.[48] 자신의 집 또는 조부모나 부모의 집 안은 안전한지 한번 체크해보자.

고령자의 낙상을 예방하는 주택안전점검표

바닥

Q. 방 안에 보행을 방해하는 가구가 있나요?
—— 만약 있다면 가구를 옮기십시오.

Q. 바닥에 크기가 작고 미끄러지기 쉬운 깔개가 있나요?
—— 만약 있다면 깔개를 치우거나 테이프로 단단히 고정하십시오.

Q. 바닥에 책이나 잡지가 널브러져 있나요?
—— 항상 정리 정돈을 하십시오.

Q. 전원 코드나 연장 코드가 걷는 길목에 있나요?
—— 만약 있다면 벽 쪽으로 치우십시오.

계단

Q. 계단의 조명은 충분한가요?
—— 계단 위아래에 적절한 등을 설치하십시오.

Q. 계단의 전원 스위치는 계단 위아래에 모두 있나요?
—— 스위치가 한쪽에만 있다면 위아래에 모두 설치하십시오.

Q. 계단 난간은 단단히 고정되었나요? 양쪽에 설치되어 있나요?
—— 헐거운 난간은 단단히 고정하고, 한쪽에만 있다면 양쪽 모두에 난간을 설치하십시오.

부엌

Q. 자주 사용하는 물건을 높은 곳에 넣어두나요?
—— 자주 사용하는 물건은 손이 잘 닿는 곳에 넣어두십시오.

Q. 높은 곳의 물건을 꺼내기 위해 불안정한 접이식 사다리나 의자를 사용하나요?
── 높은 곳의 물건을 꺼낼 때는 의자를 사용하지 말고, 안정적인 계단식 사다리를
　　사용하십시오. 손잡이가 있으면 더 좋습니다.

욕실

Q. 욕조 등이 미끄러지기 쉽나요?
── 필요에 따라 미끄럼 방지용 깔개 등을 활용하십시오.

Q. 욕실에 들어갈 때 붙잡을 곳이 필요한가요?
── 만약 필요하다면 안전손잡이를 설치하십시오.

침실

Q. 침대에서 조명 스위치가 손에 닿나요?
── 침대 옆 조명은 손이 닿는 곳에 두십시오. 밤중에 화장실을 이용할 때 바로 켤 수 있도록
　　하십시오.

Q. 침실에서 화장실까지 가는 길이 어둡나요?
── 야간 조명의 설치를 검토하십시오.

어떤가.

주택 환경 하나만 보더라도 개선할 곳이 한두 군데가 아니라는 점을
이해했을 것이다.

주택 환경을 점검하는 일은 나와 가족의 몸을 보호하는 데 도움이 된
다. 고령의 가족이 있다면 되도록 빠른 조치가 필요하다. 가족과 상의하여
평소 위험하다고 느낀 곳은 반드시 개선하기를 바란다.

마음
Mind

치매에도
우울증에도
걸리지 않는다

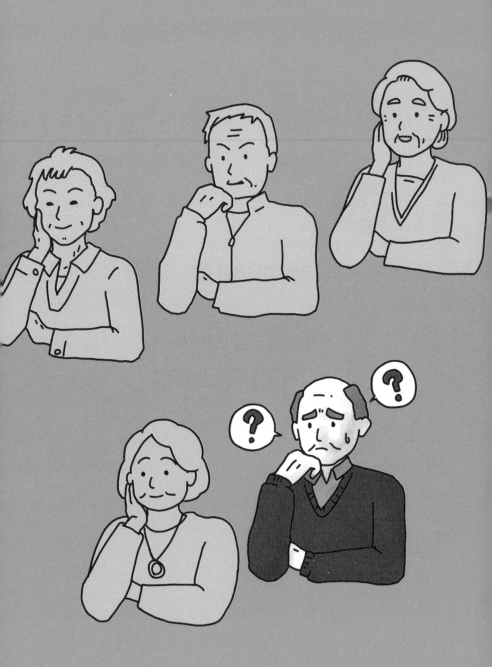

65세 이상의
약 5명 중 1명은
치매[1]

치매*가 반드시
알츠하이머병은 아니다

어느 날 외래로 진료실을 방문한 70대 여성 B씨. 최근에 건망증이 심해져 집 근처 병원을 찾았더니 알츠하이머병이 의심된다며 아리셉트라는 약을 처방해주었다고 한다. 증상으로는 젖은 빨래를 세탁기에 넣어둔 채 잊어버리거나 수도꼭지를 깜박 잊고 잠그지 않는 일이 반복되었다.

그런데 처방약을 복용하면서부터 식욕이 점차 줄더니, 살이 빠지고 쉽게 피곤해져서 혼자 힘으로는 집안일을 도맡기 어렵게 되었다. 장을 봐야 할 때 주변에 사는 친구들의 도움을 받았고, 집안일은 점차 도우미에게 의존하게 되었다. 외출하지 못하는 날이 늘면서 우울증이 도지게 되자, 다시 병원을 찾아 우울증 약을 처방받았다.

나날이 악화하는 B씨의 상태를 보다 못한 친구는 다른 병원에도 가보기를 권했다. 무기력한 상태를 더는 견딜 수 없게 되자 B씨는 나를 찾아온 것이었다.

처음 만났을 때 확실히 볼살이 쏙 패여 있는 것이 최근 몇 달 동안 식사를 제대로 못했다는 것을 알 수 있었다. 진찰해보니 혈압이 조금 높았다. 평소 고혈압이 있는지 환자와 그 친구에게 묻자 지금까지 의사에게 혈압이 높다는 말은 들어본 적이 없다고 했다. 다리도 좀 부어 있어서 이에 관해 묻자 최근 들어 신발 신기가 힘들다고 느끼기는 했지만 다리 부종까지는 생각하지 못한 듯했다.

일단 인지기능을 평가하기 위해 MoCA라고 불리는 검사를 실시했다. B씨의 점수는 30점 만점에 20점을 밑돌았다. MoCA에서는 22~25점을 경계선으로 보기 때문에 점수 결과로는 '치매가 있을 가능성이 크다'고 판단할 수 있다.

그러나 이것이 곧 알츠하이머병인가 하면 이야기는 또 달라진다. 나는 딱히 사람을 의심해서는 아니지만, 평소 사고의 편중을 막기 위해 눈앞의 환자가 지금까지 다른 의사에게 어떤 진단을 받았든 일단 믿지 않으려 하고 있다. 알츠하이머라는 말을 듣게 되면 나도 모르게 이 진단명에 마음이 쏠리므로 잠시만 그 가능성을 내려놓고, 다시 한번 내 귀로 환자의 이야기를 듣고 내 눈으로 환자를 본다. 애당초 진단 자체에 문제가 있진 않은지 검증하는 과정을 갖는 것이다.

만약 알츠하이머병이라면 최근에 생긴 고혈압이나 다리 부종은 별도의 질환이 동시에 진행되면서 나타난 증상일까. 아니면 치매와 혈압 상승, 다리 부종은 모두 하나의 질환에서 기인한 증상일까. 여러 의문들이 머릿속을 휘저었다.

원인은 갑상샘호르몬의 감소

혹시 '오컴의 면도날'이라는 말을 들어본 적 있는가? 지금으로부터 700년도 더 된 옛날이야기다. 철학자 오컴은 '무언가를 설명할 때 필요 이상으로 가설을 늘려선 안 된다'라는 지침을 세우고 이를 논의에 자주 이용했다고 한다. 면도날이란 불필요한 가설을 잘라버린다는 뜻이다.

그런데 이 지침은 현대 의료현장에서도 자주 인용되는 말이다. 1명의 환자가 동시에 여러 증상을 보일 때 증상별로 서로 다른 질환을 생각하기보다 먼저 여러 증상을 한꺼번에 일으키는 하나의 질병을 떠올려야 한다는 교훈으로 자주 등장한다.

B씨의 진찰을 마친 순간 내 머릿속에는 오컴의 면도날이 떠올랐다. 어쩌면 모든 증상이 하나로 연결되어 있을지도 모른다. 그래서 먼저 갑상샘저하증의 가능성은 없는지 알아보았다.

갑상샘저하증은 글자 그대로 갑상샘에서 분비되는 호르몬의 양이 감소하여 갑상샘 기능이 떨어지는 질환이다. 갑상샘은 목에 위치하는 기관으로 증기기관차에서 연료를 태우는 화실火室처럼 우리 몸에서 에너지나 대사를 촉진하는 역할을 한다. 어떤 이유로 이 기능이 저하되면 증기기관차가 가속력을 잃듯이 전신의 대사과정이 느려진다. 그래서 쉽게 피로해지고 건망증이 생기며, 심장의 펌프 기능이 약해져 다리가 붓기도 한다.

바로 혈액검사를 진행하여 갑상샘호르몬 수치를 조사했다. 역시 예상대로 수치가 많이 떨어져 있었다. 나는 즉시 갑상샘호르몬을 보충하는 치료를 시작했고, 그러자 B씨의 상태가 조금씩 회복되어갔다.

최종적으로 이 환자의 건망증과 우울 증상은 알츠하이머병도 우울증도 아니었다. 갑상샘저하증에 따른 치매였다.

약물 투여량을 조절하면서 몇 달 뒤에 다시 만났을 때 B씨는 "이제 가사 도우미 없이 생활하고 있어요"라고 했다. 그 순간 말로 다할 수 없는 큰 보람을 느꼈다. 환자의 이야기를 귀담아듣고 진단하기를 잘했다는 생각이 들었고, 모든 노력을 보상받는 기분이었다.

그 기억은 지금도 마음속에 고스란히 남아 내가 노년내과 의사로서 자부심을 갖고 일하게 하는 힘이 되고 있다.

여담이지만, B씨의 사례는 오컴의 면도날로 다행히 잘 해결된 경우다. 때때로 노쇠와 여러 가지 만성질환을 앓고 있는 고령의 환자는 오컴의 면도날이 모든 것을 설명해주지 못하기 때문이다. 고령자의 진료는 그런 점에서 복잡하고, 더 세심한 관찰과 진료를 요한다.

치매는 원인 규명이 중요하다

간혹 '치매 = 알츠하이머병'으로 받아들이는 사람이 있는데, 이는 커다란 오해다. 알츠하이머병은 분명 치매의 주된 원인이지만, 이 밖에도 치매를 일으키는 원인 질환은 많다.

앞서 말한 갑상샘저하증도 그중 하나다. B씨의 사례처럼 치매 중에는 '치료할 수 있는 치매가 있다'라는 점을 아는 게 중요하다.

알츠하이머병은 안타깝게도 오진이 많은 질환이다. 왜냐하면 알츠하이머병을 간단히 진단할 수 있는 단일한 검사 방법이 존재하지 않기 때문이다. 물론 발병 빈도가 가장 높은 것은 사실이다. 그래서 고령 환자가 치매 증상을 보이면 바로 알츠하이머병이 떠올라서 오진하게 되는 것이다. 마치 목이 아프면 '감기인가?'라고 생각하는 것과 마찬가지다.

한마디로 치매라고 불러도 실제로는 원인도 다양하고 치료법도 제각각이다. 따라서 성급하게 규정하지 말고 신중하게 원인이 무엇인지 밝히려는 자세가 필요하다.

두 번째 M, 즉 마음건강Mind의 관점에서는 지금 언급한 인지기능 문제를 비롯하여 인지기능과 밀접한 관련성을 보이는 마음과 정신의 문제에 대해 나이가 들면 어떤 일이 생기는지 변화의 양상과 예방법을 알아보고자 한다.

다음의 그래프를 통해 알 수 있듯이 치매 환자는 해마다 수가 증가하고 있다. 그 이유는 고령 인구 증가와 더불어 만성질환을 앓는 사람의 수가 늘기 때문이라고 추정한다.

치매 환자가 증가하는 가운데 예방을 위해 일상에서 실천 가능한 노력이 분명히 있다. 그 방법에 대해서도 함께 알아보자.

치매 유병자 수의 추이[1]

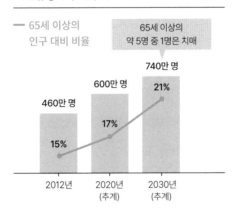

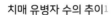

* 치매라는 용어는 'Dementia(정신이상)'라는 라틴어 의학용어의 어원을 반영하여 '癡呆(어리석다는 의미)'라는 한자로 옮긴 것이다. 이 용어가 치매에 대한 부정적 인식에 기여한다는 주장이 2000년대 중반부터 제기되면서 대만, 일본, 중국은 각각 실지증, 인지증, 뇌퇴화증으로 용어를 개정했으며, 우리는 현재 논의 중이다. 보건복지부에서는 '인지저하증', '인지병' 등을 대체 용어로 고려하고 있으나 확정된 사항이 아니므로 이 책에서는 부득불 '치매'로 표기하도록 한다. - 편집자 주

노화로 이렇게 된다

노화로 뇌가 위축되면 생기는 일

나이가 들면 다른 장기가 그렇듯이 뇌에도 확실히 변화가 생긴다. 이를테면 뇌의 부피는 65세 이후에 이마엽과 관자엽을 중심으로 1년에 약 7제곱센티미터씩 감소한다고 한다.[2]

뇌의 신경세포는 염증이 생기거나 혈류가 중단되는 병적인 사유가 없더라도 정해진 시간이 되면 프로그램된 세포의 죽음을 맞이하게 된다.[3] 또 세포의 사멸뿐 아니라 살아남은 세포도 부피 자체가 위축된다고 한다. 뇌의 부피가 감소하는 이유는 오히려 이 영향이 더 크다고 알려져 있다.[4]

여기에 알츠하이머병의 원인으로 알려진 뇌내 단백질인 '아밀로이드 베타'가 침착되는 현상이 나타난다. 이러한 변화는 알츠하이머병 환자와 비교하면 평균적으로 적기는 하지만 연령 증가만으로도 생길 수 있다.

85세 이상의 과반수에서 알츠하이머병이라고 진단할 수 있을 만한 아

2장 치매에도 우울증에도 걸리지 않는다

밀로이드 베타의 침착이 보인다는 보고도 있다. 바로 이것이 알츠하이머병의 진단을 어렵게 하는 이유다.[5]

이런 변화는 실제로 뇌기능에 어떠한 영향을 미칠까?

모든 뇌기능이 쇠퇴하는 건 아니다

뇌의 다양한 능력 가운데 특히 일화기억episodic memory*이나 작업기억 working memory**, 수행기능은 연령 증가만으로 그 기능이 쉽게 저하한다고 알려져 있다. 60세 이후부터 기능이 떨어지기 시작해 나이가 들수록 가속한다. 일을 처리하는 능력이 떨어져 시간이 걸리게 되므로 말을 천천히 하는 경향이 있다. 듣다 보면 고개가 절로 끄덕여질지 모른다.

'수행기능'이란 일의 순서를 정하여 실행하는 기능이다. 스마트폰 조작을 예로 들면, 먼저 지문인식이나 안면인식, 적절한 패스워드를 입력해 잠금을 해제하고 필요한 애플리케이션을 찾아 탭하는 과정이 필요하다. 적응된 사람에게는 간단한 조작으로 보일지 몰라도 실제로는 수많은 공정을 뇌가 순간적으로 처리하는 것이다.

수행기능은 70세 이후에 비교적 빠른 속도로 쇠퇴한다고 알려져 있다.[6] 그래서 고령자는 젊은 사람과 달리 스마트폰 조작에 곤란을 겪기도

---

* 개인이 가지고 있는 특정 상황이나 일화에 관한 기억. 어떤 상황을 겪음으로써 가지게 되는 장기기억이다.
** 경험한 것을 수 초 동안만 머릿속에 받아들이고 저장하고 인출하는 정신기능을 말한다.

한다. 하지만 다른 한편에서는 80세에도 스마트폰을 자유자재로 다루고, 멀리 사는 자녀나 손자와 화상으로 통화하는 광경을 목격하기도 한다. 내가 진료하는 환자 가운데에도 70세나 80세에 아무런 문제없이 비대면 원격 진료에 참석하는 분들이 있다.

실제로 나이가 든다고 해서 모든 뇌기능이 쇠퇴하지는 않는다. 익숙한 물건이나 얼굴을 인식하는 능력, 거리를 판단하는 능력은 평생 안정적으로 유지될 뿐 아니라, 때에 따라서는 젊은 사람보다 더 뛰어나다고 한다.[7,8] 또 어휘능력이나 일반적인 지식도 비교적 잘 유지된다고 알려져 있다.[9]

나이가 들면서 쇠퇴하는 능력이 있는가 하면, 쇠퇴하지 않는 능력도 있다. 부족한 부분은 오랜 세월에 걸쳐 얻은 경험이나 지혜, 비인지적 요소로 보완하면서 95세나 100세에도 사회와 가정에서 기능을 유지해간다.

인지기능 저하란 무엇인가

노화로 뇌가 쪼그라들어도 기본적인 생활은 영위할 수 있다. 문제는 그보다 심각한 인지기능의 저하, 즉 치매가 왔을 때다. 치매는 사람들이 노후에 겪고 싶지 않은, 가장 피하고 싶은 질병 1순위라 해도 과언이 아니다. 그렇다면 치매는 왜 생기는 것일까?

치매의 원인을 알아보기 전에 치매가 무엇인지 간단히 살펴보도록 하자. 그러려면 먼저 사람의 '인지'가 무엇인지 이해해둘 필요가 있다.

인지란 사람이 학습하고, 기억하고, 언어를 사용하고, 계획한 일을 수행하고, 자신이 놓인 상황을 인식하는 기능을 일컫는다. 인지기능은 단편적인 기능이 아니라 매우 다방면에 걸친 기능이다.

치매란 이러한 기능 중에 하나 이상이 (날 때부터가 아니라) 어른이 된 뒤에 장애로 인해 쇠퇴하여 일상을 독립적으로 영위하지 못하게 된 상태를 가리킨다.[10] 엄밀히 말하면 인지기능 장애가 섬망(p.108)이나 우울증에 따른 것이 아니라는 조건하에 진단을 내릴 수 있다.

조건 중에 '독립적인 일상생활이 불가능하다'라는 점도 진단 포인트 중 하나다.

"요사이 남편의 건망증이 심해진 게 치매 같아요."

이런 말을 들어본 적 있을지 모르지만, 그 대상이 문제없이 일을 계속한다면 치매라기보다 나이에 따른 '건망증'이라고 판단하는 것이 맞다. 일상생활을 독립적으로 영위하는 데 지장이 있을 정도의 장애가 없기 때문이다.

그렇다면 2장의 첫머리에서 소개한 70대 여성은 어떨까?

혼자서도 아무 문제없이 잘 지내던 사람이 세탁기에 젖은 빨래를 넣어둔 채 잊어버리거나 수도꼭지 잠그는 일을 깜박 잊고 놓치기를 반복한다. 가까이 사는 친구들의 도움 없이는 장도 보지 못하고, 집안일은 도우미에게 부탁해야 하는 상황이다. 이 경우는 일상생활에 확실한 지장을 준다. 우울증이나 섬망 등의 가능성이 없다면 치매라고 진단할 수 있다.

또 한 가지 중요한 점은 치매는 인지기능에 장애가 생긴 '결과'로 나타난다는 것이다. 결과에는 당연히 원인이 있게 마련이므로 치매의 원인을 규명하는 일이 무엇보다 중요하다.

치매의 원인은
여러 가지

치매의 원인은 오른쪽 표에서 알 수 있듯이 매우 다양하다.

처음 보는 낯선 질환이 포함되어 있을지 모르지만, 치매를 일으키는 질환이 한둘이 아니라는 사실만큼은 확인할 수 있을 것이다. 이처럼 같은 치매라고 하더라도 원인은 가지각색이다. 원인이 다르면 치료법이나 예방법도 달라지게 마련이다. 따라서 '치매에 무조건 효과적'이라고 선전하는 식품이나 영양제 등은 그 출발부터 어딘가 의심스럽다.

치매의 원인 중에서 50퍼센트 이상으로 가장 큰 비중을 차지하는 질환은 '알츠하이머병'이다.[11] 알츠하이머병은 엄밀하게는 아직 원인 불명의 질환이지만 지금까지 밝혀진 내용도 적지는 않다. 이를테면 알츠하이머병 환자의 뇌에서는 노인반이라고 불리는 침착 물질이 비교적 발병 초기부터 확인되는데, 주요 구성성분이 아밀로이드 베타 단백질$A\beta$이라고 알려져 있다.[11]

아밀로이드 베타 단백질은 주변 뇌세포에 대해 독성을 갖는다고 한다.

그래서 이 물질이 쌓이면 세포가 죽으면서 뇌기능이 떨어지게 된다.[12]

아밀로이드 베타 단백질을 치료하는 몇 가지 약물 실험이 진행되고 있지만, 지금까지 거의 모든 약이 실패로 끝났다. 아직까지는 치료법이나 예방법이 충분히 확립되지 않은 상태이기 때문에 '알츠하이머병을 예방한다'고 단언하기는 어려울 것 같다. 혹여 이런 말이 어딘가에 쓰여 있다면 과학적 근거가 불충분한 과대광고로 보는 게 타당하다.

알츠하이머병 다음으로 많은 치매가 혈관성 치매다.[13] 혈관성 치매는 이른바 뇌경색이나 그보다 더 작은 뇌혈관질환으로 인해 뇌의 신경세포가 손상되면서 인지기능이 떨어지는 질환이다. 알츠하이머병과 달리 뇌경색이 생길 때마다 악화하므로 계단형으로 진행하는 특징이 있다. 다만, 혈관성 치매의 대부분은 알츠하이머병 등과 혼합된 원인으로 치매가 발생한다고 알려져 있다.[14]

이러한 질환은 모두 나이가 들면서 발생 빈도가 증가한다. 현 단계에서는 안타깝게도 확실한 치료 방법이 없는 질환이므로 발병 후 최대한 진행을 늦추려는 노력이 중요하다.

치매의 원인 질환	
▪ 알츠하이머병	▪ 비타민 B12 결핍증
▪ 뇌혈관질환	▪ HIV 관련 신경인지장애
▪ 루이소체 치매	▪ 다발경화증
▪ 정상뇌압수두증	▪ 갑상샘저하증 등

'치료되는' 치매가 있다!

한편, 치료되는 치매도 있다. 앞에서 소개한 70대 여성은 치매의 원인이 갑상샘저하증으로 밝혀져서 갑상샘호르몬을 보충하는 치료를 통해 인지기능을 회복했다. 한때 필요했던 가사 도우미의 도움을 받지 않아도 될 정도로 상태가 호전되었다.

갑상샘저하증 이외에 몇 가지 비타민결핍증으로 치매가 발생하기도 한다. 예를 들면 비타민 B12가 부족하면 치매가 생길 수 있다.[15] 비타민 B12는 육류나 달걀, 유제품 등 여러 동물성 식품에 포함된 비타민이다. 이 비타민은 혈액세포를 생산하거나 신경세포의 기능을 유지하는 데 중요한 역할을 한다고 여겨진다.[16]

비타민은 정의상 인간의 체내에서 합성되지 않는 물질이므로 비타민 B12 역시 충분히 섭취하지 못하면 결핍증에 빠지게 된다. 동물성 식품에 다량으로 함유되어 있으므로 가령 채식을 하는 사람이 비타민 B12 보충제 섭취를 게을리하면 비타민 B12 결핍증을 초래할 수 있다.

또한 비타민 B12를 흡수하기 위해서는 위장의 역할이 중요하다고 하는데, 이런 이유로 위를 절제한 사람이나 오랫동안 위장약을 먹어온 사람도 비타민 B12 결핍을 일으킬 우려가 있다.[17,18]

비타민 B12는 신경세포 기능을 유지하는 데 중요한 역할을 하므로 결핍이 생기면 치매를 일으키기도 한다. 아울러 피를 붉게 하는 적혈구가 제대로 만들어지지 않아 빈혈을 불러올 가능성도 있다. 그래서 치매 증상과 함께 혈액검사에서 빈혈이 확인되면 제일 먼저 비타민 B12 결핍을 의심하게 된다. 비타민 B12 수치는 혈액검사로 간단히 알아볼 수 있으므로 주로 증상과 혈액검사를 통해 진단하게 된다.

치매의 원인이 비타민 B12 결핍일 경우에는 비타민 B12 보충제를 투여하면 치매의 회복을 기대할 수 있다. 실제로 '알츠하이머병이 의심된다'고 했던 환자가 뚜껑을 열고 보니 비타민 B12 결핍증이었던 경험도 심심찮게 한다.

이와 같은 치매를 '치료 가능한 치매treatable dementia'라고 부른다. 치매 중에는 이처럼 원인을 치료할 수 있는 종류가 있으므로 환자에게 바로 '알츠하이머병'이라는 꼬리표를 붙이지 말고 원인을 찾아내 치료하려는 노력이 필요하다.

고령자에게 자주 나타나는 '섬망' 문제

혹시 섬망이라는 말을 들어본 적이 있는가? 그다지 익숙하지 않은 용어일지 모르지만, 사실 섬망은 고령자에게 상당히 자주 발생하는 문제다.

병원에 있으면 섬망 환자를 보지 않는 날이 거의 없다. 65세 이상으로 대상을 좁히면 약 30퍼센트에 이르는 입원 환자에게서 섬망이 나타난다는 보고가 있다.[19] 젊은 사람도 큰 수술을 한 경우에는 때로 섬망을 경험할 수 있다.

섬망이란 일시적으로 장소나 시간에 대한 감각을 잃고 흥분이나 착란 상태에 빠지는 정신기능 장애를 일컫는다.

예를 들어 당신이 어느 날 갑자기 건강상태가 나빠져 입원하게 되었다고 가정해보자. 지금까지 살아온 집과는 전혀 다른 환경에서 느닷없이 하룻밤을 보내게 되었다. 만약 4인 병실이라면 옆자리나 앞자리에 건강이 좋지 않은 다른 환자가 머물게 된다. 이것만으로도 이미 마음이 편치 않을지 모른다. 그런데 여기에 불편한 몸 상태와 앞날에 대한 걱정이 가세한다. 조금만 상상해보아도 엄청난 스트레스 상황임을 알 수 있다.

이런 식으로 정신적, 신체적인 스트레스가 한꺼번에 밀려오면 뇌가 평소의 기능을 잃고 시야가 어두워지거나 좁아지는 현상이 생길 수 있다.

입원 경험이 없는 사람이라도 중요한 시험이나 행사를 앞두면 긴장이나 스트레스로 마치 안개라도 낀 듯 뇌가 제대로 작동하지 않았던 경험이 있을 것이다. 입원은 더 심한 스트레스가 일시에 몰려온다고 생각하면 된다.

섬망 상태

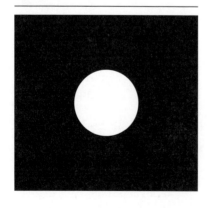

그림에서 검은색 네모 전체가 평상시 시야라면 섬망 상태에서는 가운데의 하얀색 동그라미 부분밖에 보이지 않게 된다. 그러면 어떤 일이 생길까? 주변이 보이지 않으므로 당연히 불안이나 공포가 밀려올

2장 치매에도 우울증에도 걸리지 않는다

것이다. 사람들 말에 집중하지 못하고, 현재 처한 상황에서 벗어나고 싶어서 발버둥치고 싶을지도 모른다.

평소에 온화하고 대화도 잘하던 사람이 입원을 계기로 돌연 말이 통하지 않게 되거나 느닷없이 폭력을 행사할 때가 있는데, 그 사람이 악의적으로 그렇게 하는 게 아니다. 혼란스러운 나머지 그런 상태로 변했을 뿐이다.

섬망의 진단 기준

의학적으로 섬망은 주로 다음의 네 가지 요소로 구성된다.

1. 급격하게 변동하는 증상
2. 주의력 결핍
3. 사고의 혼란
4. 의식 상태의 변화

이 가운데 1번과 2번의 증상이 있고, 더불어 3번이나 4번의 증상을 함께 보인다면 섬망을 고려할 수 있다.[20] '급격하게 변동한다'가 치매 증상과 큰 차이점 중 하나다. 치매는 증상이 일관되게 발현하는 데 반해, 섬망은 상태가 좋은 시간대와 나쁜 시간대가 존재한다. 한밤중에 혼란에 빠져 과다행동을 보이던 사람이 낮에는 원래의 차분한 상태로 돌아오는 일이 적지 않다.

주의력 결핍은 섬망을 발견하는 중요한 사항이다. 병원에서는 '30에서 1까지 거꾸로 숫자 세기' 같은 간단한 테스트를 하기도 한다. 일상에서는 1부터 순서대로 숫자를 세는 일은 있어도 거꾸로 숫자를 헤아리는 일은 거의 없다. 그래서 평소보다 더 주의력이 필요하다.

섬망이 있는 사람은 얼핏 평범한 대화가 가능한 듯 보여도 이 테스트를 해보면 이상을 발견할 수 있다. 20까지 순조롭게 세다가도 갑자기 멈추고 다시 30으로 돌아가는 모습을 보인다. 이에 더해 대화가 자꾸 어긋나거나 안정되지 않는 모습을 보인다면 섬망이라고 판단할 수 있다.

앞에서 설명했듯이 섬망은 흔히 몸과 마음에 스트레스가 가중될 때 나타난다. 입원은 몸과 마음에 큰 부담을 주는 사건이다. 또 오감을 원활히 사용할 수 없는 환경에서도 증상은 쉽게 악화한다. 가령 야간의 어두운 시간대나 낮이라도 창문에 커튼이 쳐져 있을 때, 평소 안경을 쓰는 사람이 병원에 안경을 가져오지 않았을 때도 위험도가 상승한다.

신체적인 스트레스 요인으로는 통증이나 변비가 섬망의 방아쇠가 되기도 하며, 때에 따라서는 감염증이 문제를 일으키기도 한다.

신종 코로나 팬데믹 하에서 많은 고령자가 섬망 증상에 대한 진료를 계기로 코로나19 진단을 받았다는 보고도 있다.[21] 고령자의 경우 발열이나 기침 같은 전형적인 코로나바이러스 증상을 보이지 않으면서 혼란이나 주의력 결핍 같은 섬망 증상만 보일 때가 있다. 지금은 이러한 사실이 널리 알려졌지만 팬데믹 초기에는 이로 인해 코로나19 진단이 늦어진 사례가 있었을 수 있다.

섬망이 잘 생기는 사람의 특징

섬망은 치매나 뇌경색, 파킨슨병 같은 뇌신경질환이 있는 사람에게 잘 생긴다는 특징이 있다.[22] 이들 질환이 있는 사람 중 약 절반이 입원 후에 섬망 증상을 보인다고 한다.

이 밖에 나이가 65세 이상인 사람, 복수의 만성질환을 앓는 사람, 다수의 약을 복용하는 사람, 그리고 시각 장애, 청각 장애, 신체 기능 장애, 우울증, 알코올 과다 섭취, 고혈압이 있는 사람도 발병 위험이 크다고 알려져 있다.[19] 이러한 사람들은 입원 스트레스에 통증, 변비, 감염증 같은 스트레스가 더해지면 섬망 증상을 보이게 된다.

면회하는 가족으로선 '갑자기 치매가 생겼나?' 하고 놀랄 수 있지만, 섬망은 기본적으로 회복이 가능한 가역적인 질환이므로 근본 원인을 해결하면 대부분 개선을 기대할 수 있다.

우울증은 지병이 있는 사람에게 생기기 쉽다

고령자 우울증은 주목받지 못하는 경향이 있지만 무심코 넘겨선 안 되는 중요한 문제다. 특히 지병이 있는 사람에게 많이 나타나는데, 뇌졸중이나 심근경색 등 특정 질환이 있는 고령자의 40퍼센트 이상에서 우울증이

확인된 연구도 있다.[23]

70대 환자인 C씨의 예를 들어보자. C씨는 원래 사교적인 성격으로 외출도 잦았고 친구도 많았다. 그런데 코로나19의 유행으로 외출할 기회가 급격히 줄게 되었다. 혹시 모를 감염을 예방하기 위해 외출은 되도록 필요한 물건이 있을 때만 했다. 부인의 말에 따르면 집에서 밤늦게까지 영화를 볼 때가 많았다고 한다.

그러다 운이 나쁘게 부부가 동시에 코로나에 걸려서 입원을 하게 되었다. C씨는 한때 중환자실에 머물며 목숨이 위태로운 상황에 이르기도 했지만, 정성스러운 치료 덕분에 위기를 넘기고 퇴원했다. 다만, 오랜 투병 생활로 걷기가 힘들어져 휠체어를 타고 돌아가야 했다. 자력으로 걸을 만한 체력을 잃은 것이다.

지병과 우울증의 악순환

퇴원 후 C씨는 거의 집에서만 지냈고, 취미로 즐기던 영화감상도 그만두었다. 또 평소에는 시간에 맞춰 챙겨 먹던 약을 깜박하거나 내키지 않는다는 이유로 건너뛰는 날이 많았다. 그러자 지병이었던 고혈압과 전립선비대증이 악화되기 시작했다.

전립선비대증은 비대해진 전립선으로 인해 배뇨가 어려워지는 질환으로 고령의 남성에게서 비교적 흔하게 나타난다. 한 번에 충분한 양의 소변을 배출하지 못하므로 여러 번 화장실을 가야 하는 빈뇨 증상을 보인다.

C씨는 전립선비대증이 악화되면서 나타난 야간 빈뇨 증상으로 충분한 수면을 취할 수 없게 되었다. 차츰 불면증에 시달리면서 곁에 있는 아내도 느낄 만큼 확연한 우울 증상을 보이기 시작했고, 증세는 조금씩 심해졌다. 낮에 누워 있는 시간이 많아지면서 다리와 허리도 지속해서 약해졌다. 우울증이 심해지면서 신체 기능이 저하되었고, 신체 기능이 저하되면서 우울증이 한층 더 심해지는 악순환에 빠져든 것이다.

이 악순환의 고리를 끊기 위해 정신과 전문의에게 우울증 치료를 의뢰했다. 또한 부인도 치료에 참여시켜 환자가 약 복용 시간을 기억하도록 돕거나 자택에서의 이동을 거들도록 했다.

불면증 치료에는 한시적으로 수면제를 사용했다. 더불어 낮때에 되도록 몸을 움직일 것을 권했다. 이후 조금씩 악순환의 고리에서 해방되었고, 수개월에 걸쳐 우울증이 점차 회복되었다.

고령자 우울증은 이처럼 만성적인 지병과 영향을 주고받으며 서로 발목을 잡는 상황으로 발전하는 경우가 적지 않다. 또한 만성적인 질환에 가려서 우울증 진단을 받지 못하거나 진단받더라도 적절한 치료로 이어지지 못하는 경우가 많은 게 특징이다.[24]

원래 나이가 들수록 상실감이나 슬픔을 느끼는 사건들이 늘어나게 된다. 가족을 잃거나 직장을 퇴직하는 등의 큰 사건은 대개 인생의 후반부에 몰리는 경향이 있다. 배우자를 잃고 혼자가 되기도 하고, 퇴직으로 사회적 지위나 수입을 잃게 되어 미래에 불안을 느끼기도 한다.

이러한 상실은 슬픔이나 고독으로 이어지기 쉽다. 이러한 상황이 우울증의 방아쇠가 될 때가 있다. 그러나 오해하지 말아야 할 점은 이것만으로는 우울증이 발병하지 않는다는 사실이다.

실제로 여러 상실을 겪으면서도 특별한 지병이 없는 건강한 고령자는 오히려 일반 성인보다 우울증의 발병 빈도가 낮다고 알려져 있다.[25]

우울증은 알아채는 것이 중요하다

그렇다면 어떤 사람에게 우울증이 잘 생길까? 일반적으로 다음의 표에 있는 요인들이 우울증 발병과 관계가 있다고 알려져 있다.[26]

이러한 위험인자가 누적된 상태에서 연령 증가로 인한 변화들이 맞물려 우울증이 발병하게 된다.

고령자의 우울증은 나이들면서 생기는 뇌 위축이나 반복되는 경미한 뇌경색으로 발병할 수 있다고 보고한 연구가 있다.[27] 또 심각한 뇌경색을 앓고 난 후에 많이 생겼다고 한다. 발병 위험은 뇌경색이 생긴 후 2년 이내가 많은 것으로 알려져 있다.[28]

심각한 질환을 앓고 나면 환자 본인은 물론이고 주변 사람들도 질환 자체에 마음을 빼앗겨 자칫 우울 증상을 놓칠 수 있으므로 주의가 필요하다.

아울러 치매와 우울증의 관련성도 지적된다. 알츠하이머병을 비롯해 치매를 일으키는 질환의 합병증으로 우울증이 발병한 사례가 있다.[29]

우울증은 삶의 질이나 지병 치료에 중대한 영향을 미칠 뿐만 아니라

우울증의 발병 인자[26]	
■ 여성(남성과 비교하여 많다)	■ 불면
■ 사회적 고립	■ 신체적인 장애
■ 배우자와의 이혼이나 사별	■ 인지기능 장애
■ 만성적인 지병	
■ 우울증 병력	

자살 위험으로도 이어진다. 나아가 우울증 자체가 치매 위험을 증가시킬 가능성이 있다는 보고도 있다.[30]

우울증을 발견하는 다섯 가지 질문

우울증은 제때에 발견할 수만 있다면 효과적으로 치료할 수 있다. 물론 말처럼 간단한 일은 아니다. 고령자 우울증은 인지와 진단 자체가 어렵다는 특징이 있으므로 무엇보다 적절한 시점에 정확히 진단하여 치료로 연결하는 것이 중요하다.

우울증 진단과 치료의 첫걸음은 '인지'다. 다섯 가지 항목(정식 질문표는 질문이 조금 더 많다)으로 구성된 '노인 우울 척도Geriatric Depression Scale'를 통해 우울증 여부를 대략 가늠해볼 수 있다.[31,32]

노인 우울 척도[31,32]

		네	아니요
1	당신은 자신의 인생에 대체로 만족하십니까?	☐	☐
2	생활이 지루하다고 느낄 때가 많습니까?	☐	☐
3	자주 무력감을 느끼십니까?	☐	☐
4	바깥에 나가서 새로운 활동을 하기보다 집에 머무는 편이 좋습니까?	☐	☐
5	지금의 자신이 아무 쓸모없는 사람이라고 느껴지십니까?	☐	☐

1번은 '예', 2~5번은 '아니오'가 우울 증상이 없는 사람의 답변이다. 만약 1번의 '아니오'나 2~5번의 '예'가 합해서 2개 이상이면 우울증일 가능성이 있다고 판단되어 더 자세한 질문이 이어진다.

최근에 조부모님이나 부모님이 '기운이 없나?'라고 느껴진다면 이 질문표를 통해 확인해보는 것도 좋은 방법이다. 숨어 있던 우울증을 발견한다면 그 작은 행동이 목숨을 구하는 한 걸음이 될 수 있다.

과학적 근거가 확실한
치매 예방법

무슨 병이든 미리 예방할 수만 있다면 그보다 더 좋은 치료법은 없다. 질병의 예방은 항상 치료를 능가하는 중요한 단계이기 때문이다. 그렇다면 치매는 예방할 수 있을까?

결론부터 말하자면, 현재로선 과학적 근거가 확실한 치매 예방법은 그다지 없다. 이는 치료법을 발견하지 못하는 이유와 상통하는 문제로, 알츠하이머병의 원인을 완전히 밝혀내지 못한 점과 관련이 있다. 근본적인 원인을 파악하지 못하면 예방이든 치료든 좀처럼 쉽지 않다.

세간에 '치매를 예방하는 식사법'이나 '치매를 막는 영양제' 등이 많지 않느냐고 반문하는 사람이 있을지 모른다. 하지만 그런 것들은 과학적으로 충분히 검증되지 않았거나 과학적인 근거가 부족한 가설에 지나지 않는다. 그리고 무엇보다 '잘못된' 가설이 많다는 점에 유의해야 한다.

한편, 낙관론도 있다. 여러 선진국에서 치매 발병률이 해마다 감소하고 있다는 보고가 있다.[33] 이는 현재 우리가 개입하고 있는 방법이 어떤 형태로든 치매를 줄이는 데 기여하고 있다는 뜻이 될 수 있다. 어떤 방법이 유효한지는 분명하지 않지만 다양한 개입이 맞물리면서 치매를 예방하고 있는 것이다.

지금부터는 구체적인 효과를 발휘할 가능성이 있는 치매 예방법에 관해 현재까지 밝혀진 내용을 토대로 정리해보려 한다.

운동은 치매를 예방할까?

인터넷이나 대중매체를 통해 한 번쯤은 '운동으로 치매를 예방할 수 있다'는 말을 들어보았을 것이다. 과연 실제로는 어떨까?

운동은 여러 관찰 연구를 통해 치매 위험과 역의 상관관계를 형성할 가능성이 있다는 사실이 드러났다.[34] 즉, 운동량이 많으면 많을수록 치매 위험이 낮아질 가능성이 있다는 뜻이다. 그런데 이 '상관'이라는 말에는 주의가 필요하다.

이것을 이해하려면 먼저 '관찰 연구'가 어떤 연구인지 그 특징을 짚어볼 필요가 있다. 관찰 연구란 연구 대상자를 통해 얻은 정보를 있는 그대로 관찰하는 연구 방식이다. 예를 들어 운동을 한 사람과 하지 않은 사람

2장 치매에도 우울증에도 걸리지 않는다

을 비교하여 어느 쪽에 치매가 많이 발생하는지 대조하는 연구를 한다고 가정해보자. 이때 대상자에게 따로 운동을 권하지는 않고, 단지 운동을 한 사람과 하지 않은 사람으로 분류하여 평가를 진행한다. 그 결과 운동을 하지 않는 사람 쪽에 치매 환자가 더 많이 발생하면 운동과 치매는 관계가 있다고 판단한다.

다만, 여기에는 주의해야 할 사항이 몇 가지 있다. 먼저 얼핏 운동을 해서 치매가 감소된 듯 보이지만 실제로는 그 반대일 가능성도 있기 때문이다. 치매가 있는 사람은 애초에 병치레가 잦아서 운동을 못하는 경향이 있으므로 이로 인해 운동을 하지 않았다는 역의 인과관계가 성립할 수도 있다.

아니면, 운동을 해서 치매가 생기지 않았다고 생각했는데 알고 보니 운동을 하지 않는 사람 중에 음주나 흡연을 하는 사람이 많았고, 따라서 운동이 아니라 음주나 흡연 정도가 치매의 원인이 되었을 가능성도 있다.

이처럼 관찰 연구는 인과관계를 명확하게 증명하기 어렵다는 단점이 있으며, 운동과 치매 사이에 제3의 인자(이를 '교란인자'라고 부른다)가 존재할 가능성이 있다는 한계가 있다. 따라서 관찰 연구만으로는 인과관계를 증명하기 어렵고, 인과관계를 증명하기 위해서는 '개입 연구'라고 불리는 별도의 연구가 필요하다.

그렇지만 적어도 운동과 치매 사이에 모종의 관련성이 존재할 가능성까지는 확인할 수 있다. 이것이 앞에서 지적한 '상관'의 의미다.

이를 토대로 현재까지 파악된 사실을 정리하면, '운동하는 사람에게는 치매가 적어 보이지만, 운동을 해서 치매가 예방되었는지는 확실하지 않다'가 된다.

한편, 운동을 하면 산화스트레스가 줄어들 뿐 아니라 신경세포 재생을 늘리고 신경세포에 이로운 물질을 만들어 치매를 예방하는 효과가 있다는 주장이 있다. 또한 운동은 여러 질환을 예방하는 효과가 있으므로 다양한 질환을 예방하는 과정에서 치매에 효과를 발휘할 가능성이 있다고 보는 낙관론도 있다. 운동 효과는 치매 문제뿐 아니라 심폐기능 향상 등으로도 이어진다.

'과학적으로 증명되지 않았다'라는 말은 '아직 밝혀지지 않았다'라는 뜻이기도 하므로 효과가 없다고 단정하기에는 아직 이르다. '관련이 있을 수 있다'고 주장하는 자료도 있으므로 운동의 가치는 절대 사라지지 않는다.

7시간 이상 수면해야 하는 이유

치매 예방과 관련될 가능성이 있는 생활습관 가운데 또 하나 중요한 것이 '수면'이다.

잠과 관련해 주로 하는 얘기는 두 가지다. 하나는 '잠을 지나치게 많이 자면 머리를 쓰지 않게 되므로 치매 위험이 커진다'는 것, 다른 하나는 '잠을 자지 않으면 피로나 스트레스가 쌓이므로 치매 위험이 커진다'는 것이다. 과연 어느 쪽이 맞는 말일까?

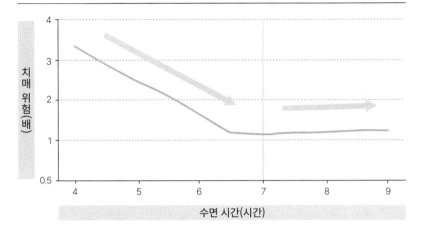

이와 관련된 흥미로운 연구가 있다. 2021년 4월에 보고된 수면과 치매에 관한 연구다. 이 연구의 특징은 8,000명에 이르는 방대한 규모의 데이터를 추적한 데 있다.[35] 대상자를 50세부터 25년간 추적하면서 수면 시간에 따른 치매 발현의 차이를 확인했다. 수면 시간은 50세, 60세, 70세 시점의 데이터를 각각 평균한 값이다. 그리고 평균 수면 시간이 6시간 이하인 사람을 '단시간 수면', 7시간인 사람을 '통상 수면', 8시간 이상인 사람을 '장시간 수면'으로 분류했다.

그 결과, 그래프에서 확인할 수 있듯이 중년과 노년에 '통상 수면'을 취하는 사람이 '단시간 수면'을 취하는 사람보다 치매 위험도가 낮다는 사실이 밝혀졌다. 또 평균 수면 시간이 4시간, 5시간, 6시간으로 늘어날수록 치매 위험이 떨어지는 음의 상관관계가 7시간까지 확인되었다. 7시간 이상부터는 횡보한다는 사실을 그래프를 통해 확인할 수 있다.

정리하면, 수면 시간이 7시간보다 짧으면 짧을수록 치매가 생길 위험이 증가한다는 뜻이 된다.

다만, 앞에서 설명한 운동과 마찬가지로 이 연구도 반드시 인과관계를 나타낸다고 볼 순 없다. 수면 이외에 몇 가지 조건을 갖추었지만, 확인되지 않은 제3의 조건이 작용했을 가능성이 있기 때문이다. 그리고 정말로 수면 시간만으로 분류해도 되는지, 수면의 질은 어떻게 처리할지 하는 문제도 있다. 똑같은 7시간이라도 깊이 자는 사람과 도중에 깨는 사람 사이에는 차이가 있을 수 있다.

한계가 있기는 하지만, 이 연구를 통해 평균 7시간의 수면을 취하는 생활습관이 치매 위험과 관련될 가능성이 가장 낮다는 것을 확인할 수 있다. 잠을 자는 동안 뇌에 쌓인 노폐물이 충분히 제거되면서 알츠하이머병이나 여러 뇌질환을 예방하는 것으로 보인다. 충분한 수면은 치매 예방에 중요한 요소가 될 수 있다.

치매를 예방하는 보충제는 없다

혹시 어디선가 '치매를 예방하는 보충제(영양제)'를 본 적이 있는가?

인터넷 쇼핑몰에는 '이소플라본이 풍부한 대두단백'이나 '항산화 작용이 있는 비타민 보충제' 등이 치매를 예방할 수 있다는 듯 주장하는 광고

2장 치매에도 우울증에도 걸리지 않는다

가 자주 올라온다. 이러한 광고는 어디에 근거를 두고 있을까. 정말로 치매를 예방한다는 연구 결과가 존재할까.

예를 들면 이소플라본에는 높은 항산화 작용과 항염증 작용이 있는데, 광고에서는 이 작용이 치매를 예방할 수 있다고 주장한다. 실제로 산화스트레스*가 알츠하이머병 발현에 일정 정도 역할을 한다고 시사한 연구가 있는데, 여기에서 힌트를 얻은 것이다. 이 연구가 항산화물질을 충분히 투여하면 알츠하이머병을 예방할 수 있다는 가설이 생겨난 근거다.[36]

또 여기에 몇몇 관찰 연구를 통해 '항산화물질의 충분한 섭취와 치매 위험의 감소 사이에 상관관계가 있음'을 보여주는 보고가 등장했다.[37]

여기까지 들으면 '항산화물질을 다량으로 섭취하면 치매를 예방할 수 있다'는 주장이 설득력 있다고 생각할지 모른다. 심지어 한발 더 나아가 '항산화 작용이 있는 이소플라본에도 치매 예방 효과가 있음이 틀림없다. 내일부터 대두를 많이 먹어야겠다'는 생각에 이를 수 있다.

보충제를 선전하는 쇼핑몰이나 블로그 등을 살펴보면 이러한 연구를 과학적인 근거라며 상세히 인용하고 있고, 얼핏 보면 신빙성도 상당히 있어 보인다. 여기에 '○○ 박사 추천'이라며 외국인 의사 이름까지 끼워 넣는 등 여러 근거를 들이대며 도배를 한다. 연구가 되어 있는 데다가 외국의 박사까지 이를 보증한다면야 믿지 않고는 못 배긴다.

하지만 그런 제품일수록 주의가 필요하다. 보충제를 파는 회사는 상품

---

* 생체 내에서 발생하는 산화물질과 이에 대응하는 항산화물질 사이의 균형이 파괴됨으로써 산화 비율이 높아져 발생하는 스트레스.

을 팔기 위해서라면 무슨 말이든 한다. 일부러 잘 알려지지 않은 박사의 이름을 거론하는 것부터 의심의 눈으로 바라볼 필요가 있다.

보충제에 돈을 쓸 가치가 있을까

그러면 과학적인 관점만을 무기로 사실 여부를 확인해보자. 단지 그 정도의 근거만으로 '유효하다'라는 주장을 할 수 있을까?

먼저 '박사의 말은 무조건 옳다'고 단정할 수 없다는 점을 명확히 해두고 싶다. 애초에 거론된 박사가 정말로 그렇게 말했는지조차 확인이 불가능한 경우도 종종 있다. 오히려 무리하게 박사의 이름을 인용해야 할 정도로 근거가 빈약하다는 사실을 보여주는 단면일 수 있다.

다음으로 '관찰 연구에서 드러난 상관관계는 인과관계와 구별해야 한다'는 규칙을 떠올릴 필요가 있다.

앞에서 '관찰 연구를 통해 항산화물질의 충분한 섭취와 치매 위험 감소 사이에 상관관계가 드러났다'라고 언급했다. 하지만 그렇다고 항산화물질을 많이 섭취하면 치매 위험이 감소한다는 인과관계가 반드시 성립하는 것은 아니다. 따라서 대두 이소플라본 보충제가 효과적인지 아닌지를 확인하려면 이를 증명하기 위한 별도의 연구가 필요하다. 이 연구는 다음과 같은 방식으로 진행된다.

우선 이소플라본 보충제를 준비하고, 이것과 모양이 완전히 같으면서 유효성분이 없는 속임약을 준비한다. 그러고 나서 연구 조건을 갖추기 위해 사전에 무작위로 나눈 두 그룹에게 각각의 보충제를 복용하게 한다. 그런 다음 치매 발병률 차이를 확인한다. 이러한 연구를 '무작위 임상시험'이라고 한다.

그러나 무작위 임상시험으로도 충분하지 않을 때가 있다. 이소플라본 보충제의 유효성을 보여주고 싶은 열의가 강한 연구자가 누가 이소플라본을 먹는지 알게 되면 그 사람을 최선을 다해 관리하여 이소플라본에 유리하도록 연구를 이끌 우려가 있기 때문이다.

따라서 연구자조차 누가 진짜 보충제를 먹었는지 모르도록 해야 한층 더 양질의 연구 결과를 얻을 수 있다. 이를 전문 용어로 '맹검법'이라 한다.

이처럼 눈가림한 무작위 임상시험을 진행할 때 비로소 순수한 이소플라본 보충제의 유효성을 확인할 수 있다. 바꿔 말하면, 이러한 임상시험이 이루어지지 않은 단계에서는 '기대감은 있지만 실효성 여부는 알 수 없다'라고 해석해야 한다.

여기까지 읽고 어렵다고 느끼는 분들도 있겠지만 약이나 보충제의 유효성을 증명하는 작업은 실제로 이처럼 만만치 않은 일이다.

한편, 이소플라본에 대한 맹검화 무작위 임상시험은 이미 시행된 적이 있다.[38] 미국의 스탠퍼드대학교에서 여성을 대상으로 한 연구다. 연구진은 폐경 후의 건강한 여성 350여 명을 모집해 무작위로 2개의 그룹으로 나누었다. 한 그룹에는 이소플라본이 풍부한 대두단백 보충제를 주고, 다른 그룹에는 모양은 똑같지만 유효성분이 전혀 없는 속임약을 주어 매일 먹도록 했다.

이 연구는 보충제를 먹는 대상자는 물론이고 대상자를 진단하는 연구자조차 누가 어느 약을 먹었는지 알지 못하게 진행되었다. 이것이 바로 맹검화다. 그리고 2년 반 동안 사람들의 인지기능이 어떻게 변하는지 관찰하는 연구를 진행했다.

그 결과, 대두단백 보충제를 먹은 그룹과 속임약을 먹은 그룹 사이에서 인지기능 변화에 차이가 없다는 사실이 드러났다. 이를 통해 2년 반 동안 이소플라본을 매일 섭취해도 유감스럽지만 효과를 기대하기 어렵다는 사실을 알게 되었다.

2년 반 동안 대두단백 보충제를 섭취하는 비용이 얼마나 발생하는지 정확한 금액은 알 수 없지만, 가령 30정에 1,000엔(약 1만 원)짜리를 1일 1정씩 먹는다고 가정하면 한 사람당 약 3만 엔(약 30만 원)의 돈을 들여도 효과를 볼 수 없다는 뜻이 된다. 그렇다면 이 돈은 딴 데 쓰는 편이 낫지 않을까.

이와 유사한 연구는 이소플라본뿐 아니라 비타민 C나 그 밖의 항산화 작용이 있는 비타민 보충제를 대상으로도 이루어졌다. 하지만 그 연구들도 마찬가지로 예방 효과를 증명하지 못했다.[39,40] 따라서 현재 치매 예방에 권장할 만한 유효성이 확립된 보충제는 없다고 해도 과언이 아니다.

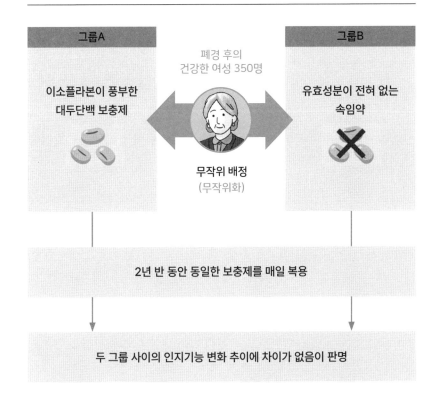

수정 가능한
요인들

치매 위험 중에 고혈압, 당뇨병, 이상지질혈증(콜레스테롤 문제), 비만, 흡연, 음주 등은 '수정할 수 있는' 요인으로 알려져 있다.[41] '수정할 수 있는'이라고 했지만 이 문제를 모두 고치면 치매 위험이 줄어든다고 확언하기는 어렵다.

예를 들어 고혈압의 경우 '혈압강하제를 복용하면 치매가 감소한다'라는 인과관계를 증명하려고 여러 차례 무작위 임상시험을 진행했지만, '감소했다'와 '감소하지 않았다'가 혼재하는 결과가 나와서 결론을 내리지 못했다.[42]

비록 치매 예방에 대해서는 결론이 나지 않았지만 뇌경색 발병 위험을 줄이는 효과는 분명히 있으므로 이것이 간접적으로 치매 위험을 낮추는 데 기여하리라고 충분히 유추할 수 있다.

이처럼 건강상의 다른 이점도 많아서 고혈압이나 당뇨병 치료 역시 치매 예방 측면에서 권장된다. 콜레스테롤, 혈압, 당뇨병 등은 이상이 생기더라도 컨디션이나 진찰 소견에서 변화를 인지하기 어렵다는 공통점이 있다.

'나는 항상 컨디션이 좋기 때문에 몸에 이상이 있을 리가 없다'고 생각하는 사람도 있겠지만, 이른바 생활습관병이라 불리는 이 질환들은 유감스럽게도 증상을 느끼지 못하는 경우가 많다. 따라서 중년이 시작되는 40대 무렵부터는 주의할 필요가 있고, 정기적인 건강검진이 중요해진다. 혈압 측정이나 혈액검사를 통해서만 문제를 발견할 수 있기 때문이다. 컨디션의 좋고 나쁨에 상관없이 건강검진을 권하는 이유가 여기에 있다.

정기적인 건강검진과 생활습관병의 치료도 치매 예방에 중요한 역할을 한다.

지중해식 식단에 기대하는 치매 예방의 힘

질병에 대처하는 방법으로 사람들이 가장 궁금해하는 것은 바로 음식이나 식사법일 것이다. 책을 읽는 내내 '그래서 뭘 먹으라는 거지?' 하고 묻고 싶은 마음이 굴뚝같았으리라 생각한다.

아쉽게도 치매 예방에 효과가 있다고 증명된 단일 식품은 존재하지 않는다. 그렇지만 치매 예방에 도움이 될 만한 '식사법'을 꼽으라고 한다면 아마도 지중해식 식단이 가장 가까울 것이다.

지중해식 식단은 범위가 넓으며, 꼭 한 가지 식사법으로써 정해져 있지 않다. 일반적인 식사 재료로는 과일과 채소, 통곡물, 콩류, 견과류 등이 포함되고, 지방 섭취원으로 올리브유가 들어간다. 생선과 닭고기, 유제품은 소량에서 중간 정도의 양까지 섭취를 권장하고, 이른바 붉은 고기라 불리는 쇠고기나 양고기는 거의 섭취하지 않는다. 이와 같은 식품으로 구성된 식단을 지중해식 식단이라고 부른다.

지중해식 식단은 식품 구성이나 영양 균형 면에서 뛰어나기 때문에 건강과 연결해 활발히 연구되는 식사법 중 하나다. 실제로 한 관찰 연구에서 지중해식 식단으로 식사하는 사람이 그렇지 않은 사람보다 인지기능 저하가 덜했고, 알츠하이머병 발병률도 낮았다는 상관관계가 밝혀졌다.[43] 한 번 더 강조하지만 상관관계일 뿐 인과관계는 아니다.

상관관계는 배경에 경제력이나 교육 수준 차이가 잠재할 가능성이 있기 때문에 지중해식 식단이 인지기능에 영향을 주었다고 확언하기 어렵다는 한계가 있다.[44]

흥미로운 것은 지중해식 식단의 효능을 밝히기 위해 대규모 무작위 임상시험을 진행한 적이 있는데, 이는 혈관질환과의 인과관계 증명을 위한 실험이었다. '지중해식 식사요법과 예방'이라고 불린 PREDIMEDPrevención con Dieta Mediterránea 시험이 그것이다.

이 실험에는 평소의 식사 성향과 무관하게 55세에서 80세에 이르는 남녀 7,000여 명이 참가했다. 실험 방법은 참가자를 무작위로 2개의 그룹으로 나눈 다음 한쪽은 지중해식 식사를 하게 했고, 다른 한쪽은 지방만을 억제한 일반식을 하게 했다. 이후 동맥경화와 관련된 심근경색 같은 질환 발병에 어떤 변화가 생기는지 관찰했다.[45]

그 결과, 지중해식 식사를 한 그룹에서 심근경색이나 뇌경색 등의 질환이 감소한다는 사실을 알게 되었다. 이 실험 결과만으로는 치매와 별로 관련이 없다고 생각할지 모르지만, 이러한 효과들이 직간접적으로 치매 위험을 떨어뜨릴 가능성이 있다.

또한 PREDIMED 시험이 종료된 후 이루어진 분석에서도 지중해식

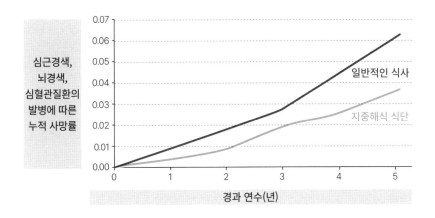

식사를 한 사람이 지방을 억제한 일반식을 한 사람보다 인지기능 테스트 점수가 개선되는 모습을 보였다고 한다.[46]

PREDIMED 시험은 어디까지나 심근경색이나 뇌경색 감소 여부를 평가할 목적으로 진행된 실험이므로 사후 분석을 통해 인지기능 점수가 개선되었다고 하더라도 실제로 인지기능이 좋아졌는지는 확인하기 어렵다. 하지만 이를 감안하더라도 기대를 하게 만드는 결과임은 분명하다.

결과적으로 지중해식 식사는 치매를 예방할 가능성이 있다고 말할 수 있다.

한편, 지중해식 식단과 우울증의 관련성을 평가한 연구도 있다.[47] 이 연구에서는 지중해식 식사를 거의 매끼 하는 사람, 절반 정도 하는 사람, 그리고 거의 하지 않는 사람으로 나누어 조사를 진행했다. 그 결과, 앞의 두 그룹이 지중해식 식사를 거의 하지 않는 그룹보다 우울증 위험이 낮다는 사실이 밝혀졌다. 이로써 지중해식 식단과 우울증 감소의 관련성이 확인되었다.

지중해식 식단은 치매만이 아니라 우울증 감소로도 이어질 수 있다. 앞으로 더 많은 연구가 기대되며, 또 충분히 연구할 가치가 있는 분야라고 생각한다.

신약 아두카누맙에 대한 기대와 불안

지금까지 운동과 식사, 생활습관 등이 치매 예방에 미치는 영향과 효과에 대해 알아보았다. 그렇다면 치매 예방에 직접적인 효과가 있는 약은 과연 존재할까? 이번에는 예방약으로 기대를 모으는 신약의 최신 연구 결과를 살펴보자.

효과적인 약을 만들려면 무엇보다 질환의 원인을 정확히 규명하는 과정이 필요하다. 원인을 알면 그것을 공략하는 약을 한 번에 만들어 끝낼 수 있지만, 원인을 모르면 주먹구구식으로 약을 시험해야 하기 때문이다.

치매의 가장 큰 원인은 알츠하이머병이다. 하지만 현재 이 병에 대해 알고 있는 사실은 '알츠하이머병 환자의 뇌에서는 노인반이라 불리는 침착물이 비교적 발병 초기부터 확인되며, 그 주요 성분은 아밀로이드 베타 Aβ이다'라는 정도에 지나지 않는다.[11]

아밀로이드 베타는 주변 뇌세포에 독성을 지니므로 이것이 쌓이면 주변 세포가 사멸하면서 뇌기능이 떨어지게 된다. 이것이 현재 알츠하이머병 원인의 일부라고 추정되고 있다. 그래서 아밀로이드 베타를 줄이면 뇌기능 저하를 막을 수 있다는 판단하에 아밀로이드 베타의 합성을 막는 약이 개발되었다. 쥐에게 이 약을 투여했더니 확실히 뇌내 아밀로이드 베타가 감소했고, 더불어 행동학적인 개선 효과까지 확인되었다.[48]

그 결과, 이 약에 큰 기대가 모이게 되었다. 쥐 실험에 성공하면서 사람을 대상으로 한 임상시험이 진행되었다.

그러나 너무 안타깝게도 쥐 실험과는 정반대로 약을 투여한 환자에게서 치매가 더 진행되는 결과가 나타났다.[49] 사실 쥐 실험에서 도출된 긍정적인 결과가 임상시험에서 정반대로 뒤집히는 일은 의료계에서 드물지 않다.

간혹 신문이나 인터넷 등에서 쥐 실험 결과를 보고 '획기적인 치료약이 개발되었다'라며 대대적으로 보도할 때가 있는데, 쥐 실험만으로 결과를 단정짓기는 이르다.

'아밀로이드 베타 감소가 인지기능에 유효'는 아니다

사람을 대상으로 한 임상시험에서 치매가 악화되었지만 아밀로이드 베타에 대한 연구는 계속되었다. 왜냐하면 이 약이 아밀로이드 베타의 합성만이 아니라 신경세포에 중요한 역할을 하는 다른 단백질의 합성까지

막았을 가능성이 지적되었기 때문이다. 그래서 아밀로이드 베타만 줄이기 위해 '솔라네주맙solanezumab'이라고 하는 아밀로이드 베타에 대한 '항체' 제제를 개발하는 연구가 진행되었다.

항체란 몸 안에서 세균이나 바이러스처럼 특정한 외부의 적을 기억해 공격하는 특수부대 같은 존재다. 예를 들어 한번 코로나19에 감염되면 몸 안에 코로나19에 대한 항체가 생성되어 보존된다. 그래서 다음에 다시 코로나19에 감염되면 곧바로 코로나19에 대한 항체가 특수부대처럼 출동하여 바이러스를 눈 깜짝할 사이에 해치운다.

이 원리를 모방하여 아밀로이드 베타에 대한 항체를 인공적으로 만들어낼 수 있다. 이 항체를 알츠하이머성 치매 환자에게 투여함으로써 아밀로이드 베타를 공격하고 감소시키는 원리다.

실제로 솔라네주맙을 투여했더니 쥐뿐만 아니라 사람에게도 아밀로이드 베타가 감소했다는 사실이 확인되었다.[12] 단, 이 항체 제제 연구는 아밀로이드 베타를 줄이는 데는 성공했지만 정작 중요한 치매에 대해서는 유감스럽게도 충분한 효과를 거두지 못했다.[50]

치매 신약 등장에 세계가 주목

이런 가운데 '아두카누맙aducanumb'이라는 새로운 선수가 등장했다. 아두카누맙은 비록 제조과정은 다르지만, 앞서 언급한 솔라네주맙과 마찬가지로 아밀로이드 베타에 작용하는 항체 제제다. 이 제제의 효과를 평가

하기 위해 EMERGE 시험과 ENGAGE 시험이라는 두 종류의 시험이 진행되었다.[51]

하지만 중간평가에서 솔라네주맙과 마찬가지로 치매 증상을 개선하지 못한다는 결과가 도출되었다. 더욱이 2019년 3월경 시험을 지속해도 긍정적인 결과를 얻지 못하리라는 판단이 들어 아쉽게도 시험을 중단하게 되었다. 이 소식에 연구자들은 또다시 절망했다.

그런데 같은 해 10월에 이를 뒤집는 소식이 들려왔다. 두 시험 중 하나인 EMERGE 시험에서 더 많은 데이터를 이용해 재분석한 결과, 아두카누맙을 최고 용량으로 투여했을 때 투여 개시 후 78주 시점에서 인지기능 저하를 20퍼센트 정도 늦추었다고 한다. 이 결과를 바탕으로 미국의 제약회사인 바이오젠은 FDA(미국식품의약국)에 승인을 신청했고, 무려 20년 만에 알츠하이머병에 대한 약제로 인가를 받았다.[52]

이 소식은 각 나라의 치매 전문가와 의료인을 다양한 의미에서 놀라게 했다. 긍정적으로 해석하면 실망감만 안겨주던 아밀로이드 베타 가설이 다시 한번 빛을 보게 된 사건이라 할 수 있다.

반면, 아두카누맙에 대한 이례적인 결단에는 부정적인 반응이나 의견도 많다. 이 치료제를 활용해 아밀로이드 베타 단백질을 효과적으로 제거한 이들 중 22퍼센트에서만 증상이 개선되었을 뿐, 나머지 78퍼센트에서는 단백질이 제거되었음에도 증상이 나아지지 않았기 때문이다. 애당초 도출된 효과가 미미한 정도에 지나지 않은 것이다.

게다가 지금까지 수많은 유사 약이 실패로 끝난 배경도 있고, 한 번의 시험과 재해석으로 얻은 결과를 근거로 승인한 것은 문제가 있다는 견해도 있다.

부작용으로는 이 약을 투여해 아밀로이드 베타를 제거하는 과정에서 일정 확률로 출혈이나 뇌부종이 생길 가능성이 있다고 한다. 장기 투여에 따른 부작용도 아직은 알 수가 없다.

또 다른 논란거리는 가격이다. 약제의 비용이 1인당 연간 2,000만 엔(약 2억 원)이 넘을 것으로 예상된다.[53]*

일본에서 알츠하이머병 환자는 약 600만 명에 달한다. 만약 그중 1퍼센트가 아두카누맙을 먹는다고 하면 대략 6만 명이다. 6만 명에게 이 약을 투여하려면 단순 계산으로 연간 1조 엔(약 10조 원)이 넘는 금액을 단일 약제에 쏟아부어야 한다. 사회보험비 전체로 보면 이 금액으로 인해 환자 돌봄이나 합병증 치료에 사용되는 의료비가 줄어드는 효과를 볼 수 있다. 그러나 이 1조 엔을 직접 돌봄에 투자해야 한다는 의견도 있다.

치매에 대한 약제 개발은 느리지만 분명히 전진하고 있다. 다만, 풀어야 할 과제가 아직 많아서 바로 우리에게 도움이 되기는 어려워 보인다.

---

* 한국의 치매학회 관계자들은 주사제인 아두카누맙을 1년간 사용할 경우 1억 원 안팎의 비용을 부담해야 할 것으로 예측한다. 한 달 주사제 가격이 약 100만 원 정도이고, 각종 검사비 등을 더하면 치료과정에서 발생하는 비용이 대략 그 정도 소요될 것으로 본다.

'이것을 피하면 치매를
막을 수 있다!' 목록

의학 잡지 《랜싯》에 게재된 치매 예방의 전체상을 잠시 확인해보자. 어떤 상황에서 어떤 방법이 도움이 되는지 대략적으로 파악할 수 있다.

아래의 도표를 통해 알 수 있듯 현재 치매 위험 요소의 약 40퍼센트는 지금까지 소개한 여러 노력이 결과적으로 치매 예방으로 이어진다고 보고 있다.[41] 젊어서는 충분한 교육을 받고, 중년에는 고혈압을 치료하며 절주와 다이어트 등을 해야 한다. 하나하나는 사소해 보일지 모르지만 쌓이면 큰 효과를 발휘할 수 있다.

아울러 이러한 예방법은 치매에 효과가 없더라도 심장이나 혈관 건강과 직결되는 방법이 다수 포함되어 있으니 반드시 기억해두길 바란다.

생애에 걸친 치매 위험 요소[41]

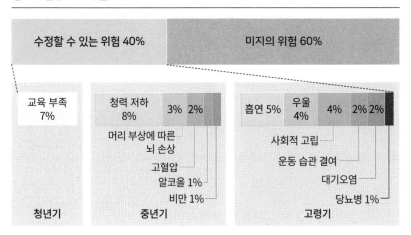

작고 사소한 것들이
우울증을 막아준다

치매 예방에 이어 이번에는 우울증 예방법에 대해서도 알아보자. 노후에도 자기 긍정감을 갖고 즐겁게 생활하려면 우울증 예방은 필수다.

고령자 우울증은 앞에서도 설명했듯 지병이 있는 사람에게 특히 자주 발생한다. 뇌졸중이나 뇌경색처럼 특정한 질환이 있는 고령자의 약 40퍼센트 이상에서 우울증이 발견된다고 한다.[23] 그만큼 우울증은 가볍게 넘길 수 없는 문제다. 과연 예방법은 있을까?

결론부터 말하면 우울증 역시 치매와 마찬가지로 획기적인 예방법이 존재하지 않는다. 대신, 티끌 모아 태산이라는 말이 있듯이 사소한 것들을 쌓아 올리는 방법이 효과적일 수 있다.

예를 들면 우울증 동반 위험이 있는 지병을 앓는 고령자가 심신의 상호관계, 이완법, 과제 해결법, 수면, 영양, 운동 등에 대해 배우게 되면 자기 효능감이 높아져 우울증을 비롯한 불안, 통증, 불면 등의 증상이 개선된다는 보고가 있다.[54]

바쁜 현대인에게는 좀처럼 쉬운 일이 아니지만 자투리 시간을 활용하여 명상이나 이완 호흡법 등을 익혀두면 우울증 예방에 도움이 된다.

스트레스를 받거나 울적한 기분이 들면 이를 해소할 만한 나만의 노하우를 쌓는 일도 중요하다. 가벼운 산책을 한다든지, 좋아하는 음식을 먹는다든지, 의지가 되는 친구를 만난다든지, 홀로 사색하거나 책을 읽는다든지 해서 스트레스나 힘든 감정을 잘 털어버리는 것이다.

아울러 고령이 될수록 사회적 고립을 막는 게 중요하다. 고립과 단절은 노년의 삶을 무기력하고 피폐하게 만든다. 친구를 만나고 다양한 모임에 참여하면서 '즐거운 노인'으로 살고자 노력하는 만큼 우울증에서 멀리 벗어날 수 있다.

혈관을 지키면 우울증 위험이 감소한다

고령자의 경우, 반복되는 경미한 뇌경색이 우울증 발병 위험을 키울 우려가 있다는 보고[27]를 앞에서도 소개했다. 이 말은 뇌경색을 예방하면 우울증의 일부를 예방할 수 있다는 뜻이다.

이러한 우울증을 '혈관성' 우울증이라고 하는데, 혈관을 지키는 치료가 우울증 예방에도 중요한 역할을 한다.

실제로 고혈압이나 이상지질혈증 치료가 우울증 위험을 감소시킨다고 알려져 있다.[55] 이 연구도 치매와 마찬가지로 반드시 이 치료만으로 우울증이 감소했다는 증명은 아니지만, 다른 장기도 건강해지는 효과를 고려하면 예방 차원에서 치료 가치가 충분하다.

즉, 고혈압이나 이상지질혈증을 비롯한 생활습관병의 개선은 우울증과 여러 질환을 예방할 가능성이 있다.

여러 모로 노력했지만 어느 날 갑자기 우울증이 생겼다면 어떻게 할까. 우울증에 걸리더라도 고령자에게 효과적인 치료법이 있다는 사실을 이해하고, 우울증에 대한 편견을 줄이려고 노력하면 우울 증상을 경감할 수 있다고 한다.[56] 실제로 항우울제 복용이나 심리치료는 고령자 우울증에 효과적이라고 알려져 있다.[57] 이러한 사실을 알고 있으면 병이 생겼을 때 안도감을 느낄 수 있을 것이다.

자신만의 이완법을 만들거나 생활습관병을 치료하는 일은 나이들고 나서 시작하면 된다고 생각해서는 안 된다. 아직 젊다고 방심하지 말고 젊어서부터 착실하게 나만의 건강 자산을 쌓아가도록 하자.

▌커피를 좋아하는 사람은 우울증에 걸리지 않는다?

우울증 예방에 대한 카페인의 역할을 평가한 연구가 있어서 잠시 소개한다. 나 역시 커피를 하루에 2~3잔 마시기 때문에 이런 연구는 솔선해서 보고 있다.

이 연구는 사전에 계획을 세워 진행하는 전향적연구로 이루어졌다. 다양한 양의 카페인을 섭취하는 우울 증상이 없는 여성 약 5만 명을 대상으로 10년 동안 카페인 섭취량과 그 밖의 식사 섭취의 변화를 추적조사했다.[58]

추적 조사를 하는 10년 동안 총 2,607명에게서 우울증이 확인되었고 우울증이 발병한 사람들의 카페인 섭취량의 동향을 조사했다. 그 결과, 카페인이 함유된 커피를 1주일에 1잔 이하로 마신 여성보다 하루에 2~3잔 정도 마신 여성이 우울증 위험이 더 적다는 사실이 확인되었다.

한편, 카페인이 없는 커피, 카페인이 함유된 홍차, 초콜릿 섭취와 우울증의 관련 여부에 대해서도 조사를 진행했는데 이들 사이에는 관련성이 확인되지 않았다.

따라서 적어도 여성의 경우에는 카페인이 함유된 커피를 마시는 습관이 우울증 예방에 도움이 된다고 할 수 있다. 이 연구가 커피를 마시면 우울증을 100퍼센트 예방한다고 보증하지는 않지만 매우 흥미로운 결과임은 틀림없다.

불면증에 효과적인 생활습관

나는 앞에서 충분한 수면은 치매 예방에 중요한 요소가 된다고 했다. 마찬가지로 우울증 예방에도 질 좋은 수면의 확보가 중요하다. 잠을 잘 자지 못하는 사람이라면 불면증을 개선하기 위해 어떻게 해야 할까?

'불면증에는 불면증 약을'처럼 어떤 문제가 생기면 의사든 환자든 그에 맞는 약부터 떠올리기 쉽지만, 잠시 생각을 가다듬고 먼저 바꿔나갈 것은 없는지부터 짚어보아야 한다.

불면증에도 확실한 원인이 존재할 때가 있다. 가령 밤에 잘 때 무릎이 아파서 잠들지 못한다면 불면증을 해결해주는 약은 수면제가 아니라 진통제가 된다.

젊은 여성이나 고령자에게는 '하지불안증후군'이라고 불리는 질환이 문제가 될 때도 있다. 이 질환은 이름 그대로 한밤중에 다리가 근질근질 하여 잠들지 못하는 증상을 보이는데 철분 부족이 원인으로 지목된다.[59] 철분이 부족하면 빈혈만이 아니라 이러한 증상이 생기기도 한다. 하지불 안증후군은 철분 결핍이 원인이므로 철분 보충제가 치료제가 된다.

이처럼 불면증은 오직 수면제만 해결책이 되는 건 아니다. 잠 못 드는 밤이 이어진다면 반드시 원인을 찾는 과정이 선행되어야 한다.

불면증은 생활습관 속에 해결의 실마리가 숨어 있기도 하다. 예를 들면 야간 음주는 잠을 유도하기는 해도 수면의 질은 악화한다고 알려져 있다. 알코올 자체에는 최면작용이 있지만 알코올이 대사된 후에는 수면장애 를 일으키기 때문이다. 담배에 포함된 니코틴에도 수면을 방해하는 작용 이 있다고 알려져 있다.[60] 따라서 밤에 음주나 흡연을 하는 습관이 있으면 서 불면증이 있다면 이러한 생활습관부터 바꾸는 일이 선행되어야 한다.

그 밖에 생활습관 점검이 필요한 사항을 표로 정리했다. 이런 노력으로 도 수면이 개선되지 않고 불면증으로 괴롭다면 전문적인 치료가 필요하 다. 그중에는 수면제를 이용한 치료도 포함된다.

2장 치매에도 우울증에도 걸리지 않는다

카페인 제한	특히 점심 식사 이후에 카페인 섭취를 삼가면 취침 시간 전에 각성 작용이 있는 카페인이 몸속에서 완전히 분해된다.
음주와 흡연 습관의 점검	야간 음주나 흡연을 피하면 니코틴이나 알코올의 대사산물이 수면에 끼치는 영향을 줄일 수 있다.
수면주기의 조정	취침 시간이나 기상 시간을 일정하게 하여 수면주기를 정돈하면 잠들기가 수월해진다.
장시간의 낮잠 피하기	낮잠이 늦거나 길수록 야간 수면에 영향을 준다. 낮잠을 자더라도 30분 이내로 짧게 자야 야간 수면에 영향이 적다.
운동 습관	낮에 운동하면 잠들기가 쉬워진다.
잠들기 전에 스마트폰이나 텔레비전 보지 않기	스마트폰이나 텔레비전 불빛은 수면주기를 흐뜨려 잠들기를 방해한다. 이러한 불빛에 노출되지 않는 일은 수면에 도움을 준다.
밤늦게 음식 먹지 않기	밤늦게 음식을 먹으면 야간 빈뇨나 소화불량으로 이어져 수면을 방해한다.

고령자의 불면증 치료에는
운동이 효과적이다

고령자의 불면증을 치료할 때 수면제 부작용은 중요한 문제가 된다. 약 부작용은 나이가 들수록 증가한다고 알려져 있다.[61]

불면증 치료제의 부작용으로는 불안정한 보행에 따른 낙상 증가, 주간 졸음, 인지기능의 악화가 지적된다.[62] 또 약 종류에 따라 부정맥 같은 심각한 부작용을 초래할 우려도 있다.

나이가 들수록 약의 대사 시간이 길어져 젊어서부터 먹던 익숙한 약이 어느 순간 부작용을 일으키기도 한다. 이런 우려 때문에 고령자에게는 종종 '인지행동치료'라고 불리는, 약을 쓰지 않는 치료가 선택된다.

인지행동치료에는 앞에서 언급한 생활습관 점검도 포함된다. 수면에 대한 인식 변화를 꾀하고 이완법 등에 대해서 배운다. 명상이나 마음챙김을 활용하기도 한다. 실제로 인지행동치료는 고령자를 대상으로 한 연구에서 개인 및 그룹 모두에게 유효성을 보였다.[63]

약을 쓰지 않고 불면증을 개선하는 법

고령자의 수면을 돕는 방법으로는 태극권 등이 알려져 있다. 태극권은 본질적인 움직임과 감각인지에 초점이 맞춰져 있다. 태극권을 오래하면 평형감과 균형감이 개선되고, 이를 통해 낙상을 예방할 수 있다는 연구 결과가 해외에서 다수 발표되기도 했다.

젊을 때와 달리 고령에는 그처럼 격하지 않은 움직임을 하면서 유산소 운동을 하고 마음도 다스리는 일이 유리하므로 도움이 될 거라 생각한다. 꼭 태극권이 아니더라도 자신이 좋아하는 운동을 낮 시간에 꾸준히 하면 불면증 개선에 도움이 된다.

불면증에 대한 태극권의 유효성을 밝힌 한 연구에서는 60세 이상의 불면증 고령자 320명을 대상으로 태극권을 하는 그룹, 일반적인 운동을 하는 그룹, 아무런 개입도 하지 않는 그룹으로 나누어 연구를 진행했다.[64] 태극권을 하는 그룹은 주 3회, 1회 1시간가량 태극권 모임에 참가했고, 일반적인 운동을 하는 그룹은 동일한 시간과 빈도로 구성된 운동 프로그램을 수행했다. 이를 약 12주간 지속한 다음 수면에 어떤 변화가 생겼는지 액티그래피actigraphy*라고 불리는 장치를 이용하여 관찰했다.

그 결과, 태극권 및 운동을 한 그룹에서는 12주간의 프로그램이 끝난 후에도 약 2년 동안이나 입면 시간의 단축, 중도 각성 횟수의 감소 같은 변화가 지속적으로 관찰되었다. 태극권과 운동이 불면증 개선에 중장기적으로 유효하다는 의미다. 이러한 연구를 통해 운동이나 태극권에도 불면증 개선 효과가 있다는 사실을 알게 되었으며, 약을 쓰지 않는 치료법으로 활용되고 있다.

---

* 신체의 움직임을 측정, 기록하고 이를 바탕으로 수면 및 각성을 판독하는 기계.

약
Medications

3장

약
Medications

약을
최적화한다

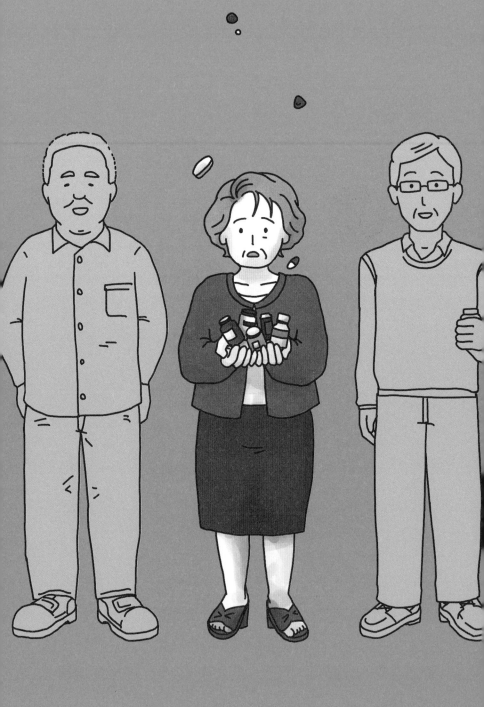

65세 이상의
약 3명 중 1명은
5종류 이상의 약을
매일 먹는다[1]

'다약제 복용'이라는
문제

80세 여성 D씨는 나에게 결코 잊을 수 없는 환자다. 그는 10여 년 전에 남편을 잃고 딸 내외와 함께 셋이 지내고 있었다. 80세가 되어서도 자기 발로 걸어서 병원에 다닐 정도로 다리와 허리가 튼튼했다.

어느 바쁜 날, 처음으로 D씨를 만났다. 평소보다 환자가 많았기에 아마 1시간은 족히 기다렸을 것이다. D씨는 조금 지친 기색으로 진료실에 들어섰다.

병원을 찾은 이유는 '밥이 목으로 넘어가지 않아서'였다. 대개 '밥을 먹지 못한다'고 하면, 가장 먼저 위나 장의 문제를 떠올리거나 목으로 넘기지 못하니 목에 이상이 생겼다고 생각한다. 함께 병원을 찾은 딸도 "위가 좋지 않은 걸까요? 암일까요?"라며 걱정했다.

나 역시 위 질환을 후보 중 하나로 생각했다. 하지만 이 단계에서는 질병의 가능성을 위 질환으로만 한정하지는 않았다.

실제로 이야기를 들어보니 복통이 있거나 변의 색깔과 형태, 묽기에 변화가 있지는 않았다. 조금 더 문진을 해보니 심장과 신장에 지병이 있고, 무릎이 아파서 정형외과에도 다닌다고 했다. 다니는 병원은 총 세 곳, 진료과는 모두 5개였다. 약수첩*을 살펴보니 모두 합해서 스무 종류 이상의 약을 먹고 있었다. 하루에 3회 먹는 약도 있었으므로 개수로 따지면 하루에 40정이 넘었다.

피곤한 얼굴을 한 D씨가 약수첩을 보여주면서 "약을 이렇게 많이 먹으니까 배불러요"라며 힘없이 웃었다.

딸에게 이야기를 들어보니 D씨는 천성이 성실해서 완고했던 아버지의 요구를 빈틈없이 처리해내던 사람이라고 했다. 약도 거르지 않고 꼬박꼬박 챙겨 먹는데, 크기가 큰 알약을 먹느라고 꽤 많은 양의 물을 마신다고 했다.

약 먹기가 쉽지는 않지만 그래도 D씨는 '의사 선생님이 시키는 대로' 빼먹지 않고 복용했고, 곁에서 지켜보는 딸도 '나이가 들면 으레 그러려니' 생각했다고 했다.

감기약 부작용이 초래한 식욕 저하

스무 종류가 넘는 약만으로도 이미 충분하다고 생각했는데, 약수첩을 보니 1주일 전에 종합감기약을 처방받았다는 기록이 있었다. 목감기가 이틀 정도 심하다가 바로 좋아졌지만 '감기가 재발하지 않도록' 처방받은 1주일 치 약을 계속 먹고 있었다.

그제야 대략적인 상황이 이해되었다. 컨디션 회복과 유지를 위해 챙겨 먹은 감기약이 아이러니하게도 정반대의 결과를 초래한 것이었다.

종합감기약에는 분명 감기의 여러 증상을 한꺼번에 완화하는 효과가 있다. 하지만 동시에 졸음이나 나른함, 식욕 감퇴 등의 부작용이 생길 수 있다. 실제로도 D씨는 어딘가 조금 나른해 보였다. '평소에도 이런가요?' 하고 딸에게 물었더니, 평소에는 지금보다 더 활달하고 말도 잘하는데 한동안 기운이 없고 식사도 제대로 못하기에 감기 후유증이라고만 여겼다고 했다.

그러나 내가 보기에는 이 나른함도 충분히 약의 영향이라고 판단할 만했다. 평소 40정이 넘는 약을 먹는데 여기에 감기약까지 추가된 상황이니 더 말할 나위도 없다.

찬찬히 약수첩을 살펴보고 있는데 D씨가 "이렇게 약수첩을 보여달라고 한 건 처음이에요"라고 말했다. 무슨 말인지 충분히 이해가 되었다. 이 약수첩을 모든 의사가 확인했다면 이렇게나 많은 약을 처방할 사람은 아무도 없을 테니 말이다.

의사가 약수첩을 확인하는 일은 정말 중요하다. 거기에는 단순히 약 목록만 있는 게 아니라 더 다양한 '메시지'가 담겨 있기 때문이다. 특히 고령의 환자를 보는 의사라면 최소한 복용 중인 약 목록 정도는 확인한 후 약물을 처방해야 한다.

D씨에게 어떤 치료를 우선하고 싶으냐고 물었더니 무엇보다 식욕 부진과 나른함에서 벗어나고 싶다고 대답했다. 그래서 바로 감기약을 중단시킨 다음 나머지 약들도 조금 정리했다. 약을 처방한 의료기관의 승인을 얻어서 더는 필요 없다고 판단되는 약을 먼저 두 가지만 끊어보기로 했다. 아울러 약을 끊어도 식욕이 돌아오지 않는다면 위내시경을 해볼 필요가 있다고 일러두었다.

1주일 뒤 D씨에게 확인했더니 나른함과 식욕 부진이 조금씩 회복되고 있다고 했다. D씨의 딸은 원래 다니던 의료기관에 연락해 병원을 변경하고 싶다고 해서 일단 내가 D씨의 치료를 전담하게 되었다.

그 후 수개월에 걸쳐서 약을 절반 정도로 줄였다. 매우 시간이 걸리는 과정이었지만 시간이 지날수록 건강을 되찾는 D씨를 보면서 큰 보람을 느꼈다.

D씨가 좋아진 것이 비단 약을 줄였기 때문만은 아닐지 모른다. 그렇지만 적어도 40정 넘는 약이 D씨의 몸에 좋지 않은 영향을 끼친 것만은 분명하다.

세계적으로 발생하는 다약제 복용 문제

의사는 '환자를 돕고 싶다'는 마음에서 약을 처방한다. 그러나 D씨의 경우는 이러한 마음이 도리어 환자를 힘들게 하는 결과를 낳았다.

혹시 '폴리파머시polypharmacy'라는 말을 들어본 적 있는가? 파머시 pharmacy는 약국, 약학이라는 뜻이고, 접두어인 폴리poly는 '많은'을 의미한다. 폴리파머시란 두 단어를 합성한 말로 '환자가 많은 약을 먹는 상태'를 일컫는다. 한마디로 다약제 복용을 뜻한다.

'65세 이상 고령자의 약 3명 중 1명은 5종류 이상의 약을 매일 먹는다.'[1]

이것은 실제 데이터가 있는 얘기로, D씨와 유사한 사례는 전혀 드물지 않다.

미리 밝혀두지만, 다약제 복용이 꼭 나쁘다고 단정할 수는 없다. 예를 들어 한 번 심근경색을 경험한 사람은 다음에 발생할지 모르는 심근경색으로부터 심장을 지켜야 하기 때문에 적어도 네 종류의 약을 먹어야 하며, 그 이상 먹는 경우도 적지 않다. 따라서 다섯 종류나 여섯 종류의 약을 먹는다고 해서 전부 '다약제 처방'이나 '문제'라고 보지 않는다. 필요한 약은 먹어야 한다.

문제는 약의 종류가 늘수록 부적절한 처방이 섞일 위험이 증가한다는 데 있다. 실제로 D씨의 처방에도 부적절하거나 불필요하다고 판단되는 약이 절반 가까이 포함되어 있었다.

또한 약물상호작용이라고 하여, 약 종류가 늘어날수록 약끼리 서로 영향을 주고받아 효과가 지나치게 강해지거나 약해질 수 있기 때문에 다약제 복용을 하면 부작용 위험은 커지고 효과는 줄어들 우려가 있다.

약을 현명하게 사용하려면 이처럼 부적절한 약 사용은 없는지, 약물상호작용은 없는지 충분히 주의를 기울여야 한다.

이번 장에서는 왜 나이가 들면 먹는 약이 늘어나는지, 먹는 약이 늘면 실제로 어떤 일이 생기는지 짚어본다. 젊을 때부터 주의해야 할 점이나 약과 현명하게 동행하는 방법에 대해서도 생각해보고자 한다.

---

* 의료기관에서 처방받은 약의 이름, 용법, 주의사항 등을 기록한 수첩이다. 의료기관이나 진료소에서 처방받은 약 정보를 일원화하여 관리할 수 있기 때문에 중복 투여나 약물 간 상호작용의 방지, 부작용, 알레르기 예방 등에 도움이 된다. 우리나라는 식약처가 배부하는 '어르신 건강지킴이 복약수첩' 등이 권장된다.

노화로 이렇게 된다

지병이 늘면
약은 필연적으로 늘어난다

약물치료는 병의 진행을 막고 고통스러운 증상을 완화해주며, 병에 대한 공포감을 줄여주는 효과가 있다. 약은 적재적소에 사용하면 매우 큰 힘을 발휘한다. 사람의 수명이 획기적으로 길어진 이유도 약 개발의 역사를 빼고는 말할 수 없다.

고혈압인 사람이 아무런 증상도 없는데 고혈압 약을 매일 먹는다고 하면 위화감을 느낄지도 모르지만, 증상이 없다고 고혈압을 치료하지 않으면 심부전, 뇌졸중, 심근경색 등의 위험이 증가하게 된다. 반면, 약으로 고혈압을 치료하면 위험을 최대 50퍼센트까지 줄일 수 있다.[2]

현재 당신에게 고혈압이라는 지병이 있고, 앞으로 5년 안에 뇌졸중이 생길 위험이 15퍼센트라고 가정해보자. 앞으로 5년 동안 지속적으로 고혈압을 치료한다면 뇌졸중 위험을 7.5퍼센트까지 떨어뜨릴 수 있다. 동시에 심장도 지킬 수 있다. 약물치료에는 이와 같은 장점이 있다.

약의 필요성은 장점이 단점을 웃도느냐에 있다

한편, 어떤 약이든 부작용 위험이 있다. 약을 처방할 때 "그 약 부작용도 있지요?" 하고 묻는 사람이 있는데, 부작용 위험이 없는 약은 없다.

예를 들어 칼슘통로차단제라고 불리는 혈압강하제는 일본에서 자주 사용되는 약인데 비교적 높은 빈도로 다리 부종을 일으키는 부작용이 보고되고 있다. 하지만 부작용이 있다고 하더라도 생명을 위협할 만한 심각한 수준이 아니므로 위험도는 낮다고 볼 수 있다. 이처럼 약 복용에 따른 장점과 부작용 위험을 저울에 올려놓고, 장점이 단점을 상회한다고 판단되면 고혈압인 사람에게 혈압강하제 복용을 권한다.

사실 고혈압만 있으면 상황은 간단할지 모른다. 고혈압은 보통 한 종류의 약으로 치료가 되며, 특별한 경우에 두 종류에서 세 종류의 약이 필요하다. 그래도 대부분 이 정도면 충분하다. 최근에는 두 종류의 약을 혼합한 복합제도 있어서 이것을 선택하면 약 종류를 더 줄일 수 있다.

하지만 지병이란 나이가 들수록 늘어나게 마련이다. 고혈압뿐만 아니라 당뇨병과 콜레스테롤 문제가 동시에 생길 수 있다. 시간이 지나면 이들 질환에 따른 문제가 누적되면서 심근경색 같은 질환이 발병하기도 한다. 이렇게 되면 치료는 한층 더 복잡해진다. 고혈압과 당뇨병을 관리하면서 심근경색까지 치료해야 하는 상황이 되는 것이다. 필요한 약은 금세 여섯 종류나 일곱 종류로 늘어나게 된다.

그래도 이때는 "일곱 종류라니 너무 많잖아!"라고 말하지 않는다. 그 약이 각각 모두 중요하므로 충분히 장점이 단점을 웃돈다고 판단할 수 있다.

정당한 사유로 일곱 종류의 약이 필요한 경우는 이 밖에도 많다. '그렇게 많은 약은 필요 없다'라는 발언이 무책임해질 수 있다. 하지만 그렇지 않은 경우도 적지는 않다.

중복 처방은
왜 생길까

고혈압이나 당뇨병처럼 모두 하나의 진료과(여기서는 일반적인 내과)에서 치료가 마무리되는 상황에서 담당 의사의 충분한 배려가 있다면 웬만해서는 약 문제가 생기지 않는다.

문제는 그다음부터다. 일반 내과에서 모든 진료가 끝나면 다행이지만 실제로는 허리나 무릎이 아파서 정형외과에 다니기도 한다. 그러면 담당 의사가 2명으로 늘어난다. 만약 심근경색이라도 생겨서 심장 전문의가 필요하게 되면 담당 의사는 3명이 된다.

이 3명의 의사가 서로 긴밀하게 소통하거나 세 의사의 처방을 검토하는 담당 약사가 있다면 문제가 생길 우려는 크지 않을 것이다. 하지만 안타깝게도 실제로는 그렇지 않을 때가 많다. 3명의 의사가 적어도 모두 같은 병원에서 근무한다면 진료기록과 약 목록을 서로 확인할 수 있어 다행이지만 대개는 그렇지 않을 확률이 높다.

단골 병원은 집 근처 의원, 정형외과는 다른 병원, 심장질환은 조금 더 떨어진 큰 병원을 다니는 상황이라면 어떨까? 이러면 의사끼리 서로의 이름조차 알 수 없는 상황이 된다. 또 각각의 의료기관이 서로 다른 진료기록 시스템을 쓰고, 서로의 진료 내용도 확인할 수 없다. 환자가 '정형외과에 다닌다'고 말해주지 않으면 다른 병원의 의사는 통원 사실조차 모를 가능성이 크다.

그러면 어떤 일이 생길까? 잠시 시뮬레이션을 해보자.

의사들의 소통 결여가 문제를 일으킨다

가령 집 근처 병원에서 혈압이 높다는 이유로 혈압약인 암로디핀 amlodipine을 처방받았다고 하자. 환자는 처방에 따라 병원에 딸린 약국에서 암로디핀을 구입한다. 그로부터 1주일 뒤 예약되어 있던 심장 전문의를 찾아갔다. 그랬더니 그곳에서도 혈압이 높다고 한다. 그러면서 이번에는 니페디핀nifedipine이라는 약을 먹어보자고 한다.

이때 환자가 집 근처 병원에서 의사와 나눈 대화를 충분히 이해하여 '1주일 전부터 암로디핀이라는 약을 먹기 시작했다'고 말하면, 심장 전문의는 투약 내용을 인지하고 '암로디핀을 먹기 시작한 지 얼마 되지 않았으니, 일단 그 약으로 혈압이 안정되는지 지켜봅시다'라고 할 것이다.

그런데 환자가 혈압만이 아니라 당뇨나 콜레스테롤에 관해서도 의사와 이야기를 나눈 나머지, 무엇 때문에 암로디핀을 처방받았는지 잊어버렸거나 암로디핀을 먹는데도 혈압이 높으니 약을 하나 더 추가해야 한다는 뜻으로 잘못 받아들인다면 '의사에게 말해도 될까?'라고 주저하는 사이에 기회를 놓칠 수 있다.

이렇게 되면 환자는 1주일 만에 암로디핀과 니페디핀이라는 두 종류의 약을 먹게 된다. 게다가 이 약은 둘 다 칼슘통로차단제라고 불리는 형제 관계에 있는 약이다. 즉, 동일한 약을 이중 처방받은 것이나 마찬가지다. 그러면 각각의 의사가 예상했던 것보다 과잉 효과가 나타날 수 있고, 부작용 위험이 커질 우려가 있다.

만약 두 약을 같은 약국에서 구입했다면 약사가 이 사실을 알아차리고 의사에게 '의심처방 문의*'라는 확인 절차를 거칠 것이다. 그러나 자주 가는 병원의 약은 병원에 딸린 약국에서 받고 대형병원의 약은 병원 근처의 약국에서 받게 되면 중복된 처방을 누구도 알지 못해서 결국 환자는 양쪽 약을 모두 먹게 된다.

의사 간에, 아니면 환자와 의사 간에, 그도 아니면 약사와 의사 간에 어떤 식으로든 소통할 방법이 있다면 막을 수 있지만, 그렇지 않으면 이런 일이 생기지 말라는 법이 없다.

---

* 의사가 발행한 처방전에 의문점이 있을 때 약사가 그 의사에게 문의하여 확인하는 일.

의사에게 덧셈은 쉬워도
뺄셈은 어렵다

내과 진료를 하는 의사는 전문 영역의 치료법이 거의 약물치료다. 그래서 눈앞의 환자가 병으로 고통받고 있으면 최종적인 해결책으로 약을 선택하게 된다. 지금까지 거듭 말했듯이 이는 나쁜 일이 아니다. 다만, '나빠질' 때도 있다.

어떤 의사가 약을 처방하고 나서 환자의 담당 의사가 바뀌었다고 가정해보자. 새로운 담당 의사는 자기가 시작한 약이 아니므로 '분명 어느 시점에서 필요했을 것'이라 생각하여 더는 필요가 없는데도 투약을 지속하는 일이 생긴다. 필요하다고 판단해서 지속했을 수도 있지만 그렇지 않을 때도 있다.

아니면, 전문 영역이 서로 다른 2명의 의사가 같은 환자에게 각각 약을 처방하면 상대 의사가 그 약을 처방한 경위를 자세히 모르기도 하고 비전문 분야이기도 해서 서로 투약을 중단하지 못하는 상황이 벌어지기도 한다.

이처럼 환자는 다양한 사정으로 불필요한 약을 지속해서 복용하게 된다. 여기에 다른 증상이나 질환이 생기면 새로운 약이 추가된다. 그 결과 약을 더하기만 하고 빼지는 않아서 약의 수가 점점 늘어나게 된다.

처방의 악순환 문제

중년 남성 E씨는 고혈압 진단을 받고 혈압약인 암로디핀을 먹기 시작했다. 암로디핀은 부작용으로 다리 부종이 나타날 때가 있는데, 그도 약을 먹은 지 두 달여 만에 심한 부종이 생겼고 다리가 불편해서 다른 병원을 찾았다.

그 병원에서는 다리 부종을 치료하기 위해 푸로세미드furosemide라고 하는 이뇨제를 처방받았다. 푸로세미드는 칼슘을 감소시키는 부작용이 있다고 알려져 있다. E씨는 푸로세미드를 먹기 시작한 뒤로 자주 다리에 쥐가 났고, 다시 병원을 찾았을 때는 칼슘 수치가 낮다는 사실을 알게 되어 칼슘 보충제도 함께 먹기 시작했다. 또 다리가 저린 통증을 가라앉히기 위해 아세트아미노펜이라고 하는 진통제도 처방받았다.

자, 이로써 E씨는 벌써 네 종류의 약을 먹게 되었다. 그런데 정말로 이 약들이 모두 필요했을까?

잘 생각해보면, 그가 처음 보인 증상의 원인은 암로디핀의 부작용이었다. 따라서 다리 부종이 나타난 시점에서 암로디핀을 줄이거나 다른 약으로 바꾸었다면 다리 부종이 호전되었을 가능성이 크고, 그 밖의 다른 약도 필요 없었을지 모른다. 하지만 실제로는 부작용이 계기가 되어 세 종류의 필요 없는 약을 먹게 되었다.

이러한 현상을 '처방의 악순환'이라고 한다. 처방한 약이 원인이 되어 나타난 증상을 치료하기 위해 새로운 약을 추가하는 현상을 가리킨다. 처음부터 모든 진료를 같은 의사가 한다면 이런 문제는 쉽게 예방할 수 있

3장 약을 최적화한다

지만, 현실적으로 다른 의사가 서로 다른 증상을 진료하는 일이 많으므로 이와 같은 처방의 악순환이 생기기 쉽다.

처방의 악순환은 새로운 약의 추가뿐만 아니라, 부작용에 따른 증상을 치료하기 위해 불필요한 검사를 하거나 입원이 필요한 상황을 만들기도 한다. 미국의 한 의료기관에서는 환자의 입원 이유 중 1.4퍼센트가 약 부작용이었고, 그중 28퍼센트는 '막을 수 있었다'라고 보고하고 있다.[3]

반대로 나머지 72퍼센트는 막지 못하는 부작용이었다고 해석할 수도 있지만, 그렇다고 해도 약 30퍼센트는 예방할 수 있었던 부작용, 다시 말해 앞에서 지적한 처방의 악순환처럼 필요 없는 처방이었을 가능성이 있다.

이처럼 약의 숫자는 증가하기 쉽고, 불필요한 처방이 발생할 위험은 모든 상황에 잠재되어 있다. 그리고 이 불필요한 처방에 따른 부작용으로 건강을 해치기도 한다. 건강을 회복할 목적으로 먹은 약이 건강을 해치는 결과를 낳는 것이다.

고령자가 자주 복용하는 '잘못된 약'

올바른 약인지 잘못된 약인지 판단하는 데는 사실 고도의 지식이 요구된다. 이는 단순히 약이 '효과가 있다, 없다'를 판단하는 문제가 아니다.

시판되는 두통약 정도라면 크게 상관없을지도 모른다. 두통의 개선 여부로 '올바른 약'인지 아닌지를 판단할 수 있기 때문이다. 또 두통이 있을 때만 약을 먹는다면 설령 잘못된 약을 선택했다고 하더라도 그 영향은 하루 안에 사라진다. 물론 그렇다고 해서 약을 대충 먹어도 된다는 뜻은 아니다. 잘못된 약을 먹으면 후유증이 생길 수 있으므로 잘 선택해야 하지만, 비교적 영향력이 적다는 점을 말하고 싶은 것이다.

반면, 상용 약은 그럴 수가 없다. 기본적으로 매일 복용하므로 약에 문제가 있으면 그 문제가 날마다 누적된다. 아무리 작은 오류라 해도 하루하루 쌓이다 보면 무시하지 못할 만큼 영향력이 커진다.

약을 선택할 때는 유익성과 유해성을 저울에 올려놓고 과학적인 잣대로 유익성이 유해성을 상회하는지 판단해야 한다. 그리고 유익성이 우위를 차지한다고 하더라도 개개인의 다양한 지병과 대조하여 정말 최선의 선택인지 다시 한번 확인하는 절차가 필요하다. 또한 신장이나 간기능을 고려하여 적절한 투여량은 어느 정도인지 다각도로 살펴야 한다.

이 과정에는 두말할 필요 없이 의사의 높은 기량과 지식이 요구된다. 진료하고 약을 받을 때는 의사가 대충 처방하는 듯 보일지 몰라도 그 이면에는 깊은 사고과정이 존재한다.

이런 가운데 고령자에게는 '득보다 실이 많은 약'도 있다. 일괄적으로 적용할 수 있는 사항이 아니라서 '이 약은 득보다 실이 많으니 복용을 삼갈 것'이라고 단언하기는 어렵지만, 알아두면 대체로 도움이 되리라 생각한다.

이부프로펜은 고령자에게는 위험이 크다

의사들이 고령자를 진료할 때는 참조하는 약물 목록이 있다. '비어스 기준Beers criteria'[4]*이라고 불리는 약물 처방 지침이 그것이다. 비어스 기준에는 특히 고령자에게 처방했을 때 유익성보다 유해성이 큰 약들이 다수 기재되어 있다.

이 목록에 두통약인 이부프로펜ibuprofen이 있다. 젊어서는 아무 문제없이 사용하던 이부프로펜도 고령이 되면 유해성이 커진다. 비어스 기준을 자세히 들여다보면 다음과 같은 설명이 쓰여 있다.

'장기간 복용을 피할 것. 75세 이상 등 고위험군에는 소화관 출혈이나 위궤양 위험이 증가한다. 또한 고혈압이나 신장 장애를 유도할 수 있다.'

따라서 이부프로펜처럼 NSAIDs(비스테로이드성 소염진통제)라고 불리는 종류의 해열진통제는 고령자에게 사용하지 않는 것이 바람직하다.

이부프로펜 진통제는 대체제가 있다는 점도 중요한 포인트다. 만약 이부프로펜을 쓰지 못한다면 아세트아미노펜acetaminophen이라고 불리는 진통제를 쓰거나, 외용소염진통제처럼 피부를 통해 환부에 직접 효과를 내는 약도 있으니 이러한 약으로 대체하면 된다.

'벤조디아제핀benzodiazepine'이라고 불리는 수면제도 부적절한 약물 목록에 포함된다. 비어스 기준에서는 이 약에 대해 '고령자는 (벤조디아제핀에

---

* 미국의학연구소(IOM)의 노인 약물 처방 안전성 기준. 의료전문가가 노인을 위한 약물 처방의 안전성을 향상하는 데 도움이 되는 지침이다.

대해) 감수성이 높아지고 대사가 떨어진다. 일반적으로 벤조디아제핀은 인지기능 장애, 섬망, 낙상, 골절, 교통사고 위험을 높인다'라고 적고 있다.

젊을 때부터 수면제를 자주 복용해서 괜찮다고 하는 사람도 있겠지만, 그렇지 않다. 4~5시간 정도면 효력이 사라졌던 약이 나이가 들면 한나절에서 온종일 효과가 지속되기도 한다. 그 결과 낮에 나른하고 졸리거나 집중력 저하, 어지러움 같은 증상이 나타난다. 이로 인해 낙상하여 골절이라도 되면 정말 큰일이다.

종합감기약의 위험성

또 하나 놓치기 쉬운 약이 항알레르기 제제다. 특히 오래전부터 사용해 온 '제1세대'라고 불리는 항알레르기약은 주의할 필요가 있다. 여기까지 듣고 혹자는 '난 알레르기가 없으니까 괜찮다'라고 넘길지 모르지만, 절대 그냥 넘겨선 안 된다. 사실 이런 알레르기약은 종합감기약에 포함되는 경우가 많기 때문이다. '콧물이 나지 않도록'이라는 명확한 목적 아래 종종 종합감기약의 한 성분으로 포함된다.

이 성분은 강한 졸음이나 나른함, 또는 변비를 유발할 뿐만 아니라 전립선비대증이 있는 고령 남성에게는 증상을 악화시켜 소변을 제대로 보지 못하게 유도하기도 한다. 기껏해야 감기약이라고 여겼을지 모르지만, 알고 보면 이런 위험으로 이어질 가능성이 있다.

한꺼번에 여러 증상을 완화해주는 종합감기약이 편리해 보일 수 있지만, 냉정히 따져보면 여러 종류의 감기약을 한꺼번에 먹는다는 뜻과 같다. 즉, 여러 종류의 부작용 위험을 동시에 감내한다는 뜻이기도 하다. 만약 감기 증상이 발열과 관절통뿐이라면 종합감기약보다는 순수한 해열진통 제를 복용하는 쪽이 더 맞다.

이처럼 시판하는 약에도 주의해야 할 사항이 있다. '잘못된 약'은 가까운 곳에도 존재한다.

복용 여부를 자신이 판단하는 것은 위험하다

약의 부작용에 관해 설명하면 '약은 무서우니까 알아서 끊어야겠다'고 생각할지 모른다. 하지만 약은 선택 시 고도의 기량과 지식이 요구되는 것처럼 시작과 중단에도 고도의 기량과 지식이 필요하다.

물론 스스로 조절해도 문제가 되지 않는 약이 있긴 하다. 변비약이 대표적이다. 특별한 문제가 없다면 개인적인 판단하에 변비가 심해지면 먹고 변비가 개선되면 중단해도 된다. 진통제도 마찬가지다. 아프면 먹고 아프지 않으면 먹지 않는다는 판단이 가능하다.

이런 약에는 용량과 용법에 '필요시' 혹은 '아플 때', 또는 '변비가 있을 때'와 같은 지시사항이 적혀 있다. 이때 '필요'나 '아프다' 등은 개개인의 판단에 따른다.

그렇지만 '1일 1회 아침 식후'처럼 정해진 시간에 정해진 용량을 복용해야 할 때는 기본적으로 혼자만의 판단으로 약을 중지하거나 재개하기가 쉽지 않다.

혈압약을 예로 들어보자. 혈압 수치를 확인해 혈압이 높으면 먹고 낮으면 먹지 않는다고 하면, 얼핏 맞는 말로 들린다. 그러나 혈압은 하루에도 수차례 오르고 내리는 게 자연스러운 현상이다. 언제 재느냐에 따라 수축기 혈압이 120mmHg일 때도 있고, 140mmHg일 때도 있다. 혈압은 조금만 몸을 움직여도 일시적으로 상승하고, 때로는 긴장만 해도 올라간다. 이때의 혈압을 보고 혈압약을 먹을지 말지 판단하면 틀릴 가능성이 있다. 왜냐하면 30분만 기다리면 약을 먹지 않아도 혈압이 140에서 120으로 떨어질 수 있기 때문이다. 일시적인 수치만 보고 약을 추가로 먹으면 혈압이 지나치게 떨어질 우려가 있다.

실제로 과거에는 수치를 보고 필요할 때 혈압약을 복용하는 관리법을 취하던 시절도 있었다. 하지만 현재 이 방법론은 부정되고 있다. 수치를 보고 혈압을 낮추는 방법은 심장 발작을 초래하거나 신장 장애를 일으킬 위험이 크다고 알려졌기 때문이다.[4]

마음대로 끊으면 건강을 해칠 수 있다

그런가 하면, 약 중에는 갑자기 중단하면 안 되는 것들도 있다. 예를 들어 항우울제는 갑자기 끊으면 20~30퍼센트의 확률로 건강상의 피해를 초래한다고 알려져 있다.[5] 대표적인 증상으로는 어지러움과 두통이 있고, 심할 때는 환각이 보이거나 전기 충격을 받은 듯한 증상이 나타나기도 한다.[6,7] 따라서 항우울제는 급격한 중단을 피하고 의사의 지시에 따라 서서히 줄여나가야 한다. 이처럼 중지 방법에 요령이 필요한 약도 있다.

약을 먹기 시작할 때 지식이 필요하듯이 끝낼 때도 안전을 위해 그에 상응하는 지식이 필요하다. 특히 장기간 복용한 약인 경우에는 의사나 약사와 충분히 상담하면서 끊는 방법이나 시기를 정하는 것이 중요하다.

최고의 노후가 되려면

먼저 주치의와
단골 약국을 정하자

지금까지 약으로 생기는 다양한 문제와 다약제 복용에 대해 알아보았다. 이제부터는 이러한 문제를 어떻게 예방할지 방법을 생각해보자.

약 관리는 최종적으로 약을 먹는 개인에게 책임이 있다고 해도 틀린 말이 아니다. 그런 의미에서 최고의 대처법은 개개인이 평소 자신의 지병에 대해 충분히 이해하고, 이를 치료하기 위해 현재 어떤 약을 먹고 있는지 아는 데 있다. 약의 적절한 용법과 효력, 부작용에 대해 명확히 파악해야 한다.

그러나 이러한 방법은 약이 한두 가지라면 가능할지 몰라도 종류가 많아지면 쉽지 않다. 그래서 신뢰할 수 있는 주치의와 단골 약국이 중요하다.

주치의는 오케스트라의 지휘자 같은 존재

자주 가는 단골 병원은 감기로 힘들 때나 찾는 곳일 뿐, 평상시 심장은 심장 전문의에게, 폐는 폐 전문의에게 진료를 받고 있으니 문제없다는 말을 더러 듣는다. 물론 전문 지식이나 기술이 필요한 질환을 갖고 있으면 심장 전문의도 폐 전문의도 필요하다.

하지만 그럴 때 각각의 전문의가 서로 연계되어 있지 않다면 어떻게 될까? 오케스트라로 치면 천재적인 바이올리니스트, 천재적인 트럼펫 연주자, 천재적인 피아니스트를 모아놓고 서로 알아서 자유롭게 연주하라고 내버려두는 것과 다르지 않다. 연주자 하나하나가 자아내는 악기의 음색은 분명 훌륭할 테지만 음악 전체로 보면 각각의 연주가 따로 놀아서 천재적인 능력이 허사가 될 수 있다.

이때 필요한 존재가 각개의 전문가를 하나의 팀으로 완성해내는 지휘자다. 팀 내부를 교통정리하고 전체를 조망하는 사령탑이 있다면 제대로 된 훌륭한 음악이 탄생할 수 있을 것이다.

생각해보면 사람은 심장이나 폐만으로는 살 수 없다. 간과 신장을 비롯해 각각의 장기가 제 기능을 다할 때 건강이 유지된다. 그렇다고 장기의 수만큼 의사를 찾아다닐 순 없는 노릇이다. 그러므로 특별한 관리가 필요한 장기만 전문의에게 맡기고 나머지는 주치의에게 일임하는 형태가 이상적이라고 할 수 있다. 이렇게 되면 약 관리 측면에서도 큰 장점이 생긴다.

지금까지 소통 부재로 인해 약 복용에 어떤 문제가 생기는지, 또 약물 상호작용으로 어떤 문제가 발생하는지 사례를 통해 살펴보았다. 이러한 문제는 각각의 전문의와 연락을 취하면서 환자를 종합적으로 관리해주는 주치의가 있다면 예방할 가능성이 현격히 올라간다.

주치의와 약국에서 이중 확인하도록 한다

하지만 사람은 실수를 하기도 한다. 그래서 이중으로 확인하는 구조를 만들면 실수를 더 줄일 수 있다. 그 존재가 바로 단골 약국이다.

약국도 서로 다른 두 군데를 다니면 약의 전체적인 모습을 파악하기 어렵지만, 한군데에서 꾸준히 관리를 받으면 혹여 의사가 실수하더라도 약국에서 그 실수를 발견하기 쉽다. 또한 한 약국에서도 같은 약사와 반복해서 이야기를 나누면 환자에 대한 이해가 깊어져 약사도 더 정확한 조언을 할 수 있게 된다.

단 한 번의 만남으로는 가치관이든 증상이든 정확하게 이해하기 힘든 법이다. 타인이 친구가 되기 위해서는 수많은 대화가 필요하고 때로는 싸우기도 한다. 이런 과정을 통해 서로에 대한 이해가 깊어지고 신뢰가 형성되는 것처럼 주치의와 단골 약국도 이야기를 나누다 보면 의료인과 환자 사이에 신뢰 관계가 구축될 수 있다.

신뢰에 기반한 원활한 소통, 그리고 의사와 약사, 환자가 삼위일체를 이루는 팀워크는 의료 실수를 줄이는 데 큰 도움이 된다.

선택의 기준은 신뢰감과 편안함

그렇다면 주치의와 단골 약국은 어떻게 정하면 될까?

미국이나 영국에서는 의료 서비스가 주치의를 통해 이루어지도록 처음부터 보험제도가 설계되어 있어서 주치의를 만드는 과정이 매우 자연스럽지만, 거의 모든 의사를 자유롭게 만날 수 있는 일본이나 한국에서는 아무래도 미국이나 유럽과 비교해 쉽지 않을 수 있다.

그런데 알고 보면 주치의를 만드는 과정이 어려운 일만은 아니다.

일단 주치의로 가장 적합한 전문 분야는 내과, 일반내과, 종합내과, 종합진료, 가정의학과 등이다. 각각의 명칭이 지니는 의미나 경계는 (엄밀하게는 차이가 있지만) 의료기관 사이에서도 통일되어 있지 않아서 이 차이에 대해서는 크게 신경 쓰지 않아도 된다. 자신의 건강 전반을 살펴주어야 하므로 장기별 전문가가 아니라 전체를 넓게 살피는 진료가 전문인 의사를 권한다. 그리고 해당 진료과나 병원에 가본 다음 말하기 편하고 믿음이 가는 곳을 정해 꾸준히 다니다 보면 자연히 그곳의 의사가 주치의가 된다.

사실 신뢰할 수 있는 주치의를 만드는 과정은 친구 사귀기와 비슷해서 어느 날 갑자기 만들어지지 않는다. 한번 만나서 이야기를 나누어보고 자신과 맞지 않는다고 생각되면 억지로 다닐 필요 없이 다른 의사에게 진료를 받으면 된다. 그렇지만 최종적으로는 어느 한군데의 의료기관을 정해야 한다. 그곳에서 지속적으로 소통하고 신뢰를 쌓다 보면 믿을 수 있는 주치의가 탄생하게 된다.

주치의에게 특별히 당부할 사항은 없지만, 만약 몇 종류의 약을 먹고 있는 상태에서 의료기관을 바꾸어 새로운 주치의를 찾는 상황이라면 지금까지 다닌 병원의 의사에게 사정을 말하고 진료기록을 받아둔다. 그런 다음 새 병원의 의사에게 제출하면서 '앞으로 이 병원을 다녀도 될까요?'라고 묻는 방법이 가장 바람직하다. 새로운 의사에게 자신의 건강상태나 지금까지 받은 검사 결과를 제대로 이해시키려면 이처럼 정보 교환이 중요하다.

단골 약국도 마찬가지다. 기본적으로는 다니기 쉽고 상담하기 쉬운 약국을 고르면 된다. 필요할 때 방문하기 쉽도록 접근이 용이한 집 근처나 직장 근처의 약국이 좋다.

최근 미국에서는 온라인 약국이 일반화되고 있다. 나도 온라인 약국을 이용하는데, 의사가 처방한 약이 모두 집으로 배달된다. 약 신청도 온라인상에서 전부 완결된다. 편리하기도 하고 약물 내역을 한눈에 알 수 있어 좋다. 다른 나라에도 이런 시스템이 머지않아 도입되기를 바란다.

의료는 팀플레이

약 문제를 주치의와 단골 약국에 맡겨놓고 끝인가 하면 그렇지 않다. 주치의나 약국을 절대적으로 신뢰한다고 하더라도 제3의 확인 기구로 환자 자신이나 환자를 관리하는 가족의 역할도 중요하다.

주치의나 약국은 하루하루의 컨디션 변화까지는 관찰하지 못한다. 이는 환자 자신만이 할 수 있는 일이다. 컨디션에 변화가 생겼을 때 약 때문일 수 있다고 처음으로 인지하는 사람은 다름 아닌 환자 본인이다.

하지만 동시에 '의료는 팀워크'라는 사실을 떠올려야 한다. '약 때문에 그런 듯하니 먹지 말아야지'라고 혼자 판단하게 되면 잘못될 우려가 있다.

의료는 수영이나 단거리 달리기처럼 개인 경기가 아니라 축구나 야구 같은 팀 경기다. 수영이라면 자기 판단으로 '지금부터 전속력을 내야지'라고 결정할 수 있지만, 축구나 야구 같은 경기는 동료가 있어야 가능한 스포츠이므로 좋은 결과를 위해 서로가 충분히 소통해야 한다.

의료도 팀 경기이므로 혼자만의 판단으로 결정하지 말고, 팀 동료인 약국이나 주치의에게 이럴 땐 어떤 방법이 최선인지 충분히 상의하는 일이 중요하다. 상의한 내용이 너무 전문적이어서 이해가 되지 않는다면 '떡은 떡장수에게'라고 생각해 전문가에게 맡기는 것도 한 방법이다. 소통이 가장 중요한 행동이라는 점을 잊어서는 안 된다.

약 때문에 고민이면 반드시 상담을

팀플레이는 약 부작용 문제 외에서도 효과를 발휘한다. 팀플레이를 통해 약의 복용 방법이 개선된 예를 살펴보자.

속쓰림으로 병원에 간 한 환자는 의사에게 '이 약이 제일 좋다'며 1일

3회 복용하는 약을 처방받았다. 처음에는 의사가 권유한 대로 하루에 세 번씩 꼬박꼬박 챙겨 먹었다. 하지만 일이 바빠지자 약 복용이 점점 허술해졌다. 하루에 두 번만 먹는 날도 많았고, 동료와 술자리가 생기면 하루에 한 번밖에 먹지 못했다.

이럴 때, 의사에게 말하면 한소리 듣겠다는 생각에 사실을 숨기면 어떻게 될까? 일단 약이 충분한 효과를 내지 못해 결과적으로 병이 낫지 않는다. 다음으로 의사가 처방약을 추가할 수 있기 때문에 과잉 처방의 우려가 있다.

약 복용을 지키지 못했을 때는 혼자서 고민하지 말고 의사나 약사에게 상담해야 한다. 그러면 1일 1회 복용하는 약으로 종류를 바꿔서 깜박하고 잊는 문제를 해결할 수 있다. 1일 1회 복용, 1일 2회 복용처럼 효과는 동일하면서 먹는 횟수가 다른 약도 있다. 이것 역시 원활한 소통으로 해결할 수 있는 문제다.

약수첩을 활용해 정보를 공유한다

평소에는 주로 A 병원을 주치의로 정해서 다니고, 약은 단골인 B 약국에서 탄다. 그런데 어느 날 갑자기 두통과 저림 증상이 생겨서 전혀 다른 C 병원의 신경과에서 진료를 받고, C 병원 내의 약국에서 약을 탔다고 가정해보자. 상황이 이러면 약 관리 측면에서 불안을 느낄 수 있는데, 본래 다니던 주치의와 단골 약국에 이 사실을 어떻게 전하면 될까?

이때 중요한 역할을 하는 것이 '약수첩'이다. 먼저 C 병원에 약수첩을 보여주고 다른 약을 함께 복용해도 문제가 없는지 확인한다. 그러고 나서 약수첩에 새로 받은 약에 대한 정보를 빠짐없이 추가한다. 그다음 단골 약국에 갈 때 약수첩을 보여주면서 C 병원의 약국에서 약을 받았다는 사실을 전한다. 이렇게 단골 약국과 연계해둠으로써 혹시 모를 실수를 예방할 수 있다.

주치의에게도 새로 생긴 문제를 알리는 일이 중요하다. 다음번에 진료를 받을 때 새로 생긴 건강 문제에 대해 주치의에게 상세히 설명한다. 현재 상태에 조금이라도 불안을 느낀다면 C 병원에서 소견서나 진료기록부 사본을 받는 것도 좋은 방법이다. 주치의와 공유함으로써 연계가 깊어진다.

나이들수록 자신에 관한 모든 건강 정보가 빠짐없이 사령탑인 주치의나 단골 약국에 전달되게 해야 한다. 거듭 강조하지만, 의료는 개인플레이가 아니라 팀플레이다.

보충제는
대부분 필요 없다

보충제의 위상에 대해서도 정리해보자. 보충제 사용은 특히 고령자에게 많다고 알려져 있다.

미국의 한 연구에 따르면 4명 중 3명이 한 가지 이상의 처방약과 한 가지 이상의 보충제를 상시 복용한다고 한다.[8] 나이가 들면서 건강에 관심이 커지기 때문일 것이다. 과연 보충제는 정말로 건강에 효과가 있을까?

보충제는 글자 그대로 '보충, 보완'의 역할을 한다는 뜻이다. 나에게 뭔가 부족한 부분이 생겼을 때 보충제를 활용하면 도움을 받을 수 있다.

그렇다면 보충제의 대표격인 비타민제를 놓고 생각해보자. 비타민 부족은 실제 어느 정도로 발생할까?

대부분은 필수 비타민을 '충분히' 섭취하고 있다는 것이 나의 대답이다. 규칙적으로 일반적인 식사를 하고 있다면 비타민 부족 문제가 생길 가능성은 희박하다.

유일하게 결핍 문제가 많이 보고되는 것이 '비타민 D'다.[9] 따라서 비타민 D 보충은 이상하지 않지만, 비타민 B나 비타민 C를 보충하고 있다면 이는 부족하지 않은 비타민을 보충하는 행위가 될 수 있다.

휘발유가 가득한 자동차에 휘발유를 더 주입하는 사람이 없듯이, 부족해야 보충이 필요하다. 가득 차 있으면 보충은 아무런 의미가 없다.

"그래도 비타민 ○는 몸에 좋다고 하던데요"라는 반론이 들리는 듯하다. 그렇다면 모든 면에 효과가 있어 보이는 멀티비타민 보충제에 대해 알아보기로 하자. 실은 이에 대한 답을 도출하기 위해 지금까지 수많은 의학적 연구가 이루어졌다.

여기에서는 미국에서 실시된 대규모 연구를 소개하고자 한다.[10] 존스홉킨스대학 연구팀은 성별이 같고 연령이 유사한 사람들을 대상으로 멀티비타민을 투여한 그룹과 투여하지 않은 그룹으로 나누었다. 그리고 두 그룹 사이에서 심혈관질환 및 암의 발병 빈도와 사망률에 차이가 있는지 비교했다.

그 결과, 모든 지병이 발병 빈도에서 큰 차이를 보이지 않았다고 한다. 이는 다른 연구에서도 동일한 결과를 보였다. 따라서 현재로선 효과가 없는 쪽으로 일관성이 있다고 판단하고 있다.

아울러 비타민 B는 구내염에 효과가 있고 비타민 C는 미백에 효과가 있다는 광고 문구를 자주 접하는데, 이 역시 과학적으로 증명된 사실이 아니다. 오히려 비타민 C가 암에 부정적인 영향을 끼친다는 연구[11]도 있으며, 심장질환을 예방하는 효과가 확인되지 않았다는 연구[12]도 많다. 그런데도 보충제가 '○○을 치료하고 예방한다'는 광고가 전 세계에 난무하는 실정이다.

보충제에도 부작용은 존재한다

이번에는 잠시 방향을 바꾸어 비타민의 위험성에 대해 알아보기로 하자. 임신 중에 비타민 A의 섭취량이 많으면 태아의 기형 위험이 증가한다 (기형 유발성)고 알려져 있다.[13] 또 비타민 A를 과잉으로 섭취하면 골량이 감소하는 부작용이 있다고 한다.[14]

나아가, 비타민 C를 과잉으로 섭취하면 신장결석증의 위험[15]이 있고, 비타민 E를 과잉으로 섭취하면 사망 위험이 높아질 우려가 있다고 한다.[16]

결국 과잉 섭취 시 여러 위험이 발생할 수 있는데, 문제는 사람마다 대사의 개인차가 커서 각각의 비타민이 정확히 어느 용량부터 '과잉'인지 판단하기 어렵다는 데 있다. 특히 고령자는 나이가 들수록 간과 신장의 대사기능이 저하되어 예전부터 먹던 보충제가 생각지도 못한 과잉 투여 문제를 일으키기도 한다.

고령자일수록 영양 보충제를 먹어서 건강을 챙겨야 한다고 생각하는데, 이는 잘못된 생각이다. 영양소는 약이 아닌 음식으로 챙겨야 한다. 규칙적으로 식사하고, 영양소를 생각해 골고루 음식을 섭취하는 것이 먼저 선행되어야 한다.

고작 비타민이라지만, 그래도 비타민이다. 일반적인 약보다야 빈도가 낮지만, 엄연히 부작용이 존재한다는 사실을 기억해두기 바란다.

보충제와 약의 상호작용 문제

약과 보충제가 서로 영향을 주고받는 '약물상호작용'도 문제가 된다. 미국에서 60세에서 99세에 이르는 고령자 359명을 대상으로 복용약을 분석하는 연구를 진행한 적이 있다. 누계 스물두 종류의 보충제를 확인했고, 이 가운데 열 종류의 보충제가 처방받은 약과 상호작용을 일으킬 가능성이 있다고 지적되었다.[17]

고령자는 대개 고혈압, 당뇨병, 관절염 등의 여러 만성질환을 앓고 있다. 관련 약을 복용하다 보면 열 종류는 금방 넘어간다. 여기에 보충제까지 복용하면 약 종류가 더욱 많아진다. 이 약들을 동시에 섭취하면 각각의 약 성분에 의한 부작용 위험은 높아질 수밖에 없다.

기존에 먹던 상용 약에 보충제나 건강기능식품 등을 과다 복용하면 몸에서 약과 유사한 효과를 발휘할 수 있다. 약물의 효과가 증폭될 수도 있고 감소될 수도 있다.

비타민 보충제는 일반적으로 '건강에 좋을 것 같다'는 이미지가 앞서기 쉽지만, 앞에서 설명했듯 과학적인 근거가 충분하지 않다. 또 일반적인 권장량으로는 문제되는 일이 많지 않아도 과잉 섭취로 인한 부작용 위험은 여전히 존재한다. 두 측면을 올바로 이해하여 복용할 필요가 있다.

부작용 위험 측면에서는 한방약이나 허브도 마찬가지다. '식물에서 유래해서 안전하다'는 주장을 자주 접하는데 이는 반드시 사실이 아니다.

예를 들면 몇몇 항암제도 식물에서 유래했지만 갖가지 부작용이 있다. 한방약이나 허브에도 부작용이 존재한다. 한방약 중에는 고혈압의 원인이 되거나 미네랄 균형을 깨뜨리는 것도 있고, 간질성폐렴이라고 불리는 치료하기 어려운 폐렴을 일으킬 위험이 존재하는 것도 있다.[18]

이처럼 보충제에는 적기는 하나 해가 없지 않고, 기대하는 효과도 반드시 증명된 게 아니다. 또한 보충제는 치료제를 대체할 수 없다는 사실만큼은 확실히 알아두어야 한다.

여러 종류의 치료약을 복용하는 사람은 하루에 먹어야 하는 약의 개수도 늘고 경비도 드니 추가적인 보충제 섭취는 그다지 권장하지 않는다.

암과 비타민 보충제

미국의 질병예방특별위원회United States Preventive Services Task Force, USPSTF에서 발표한 지침 중에는 비타민 보급에 관한 몇 가지 권장사항이 있다. 이 지침에서는 임신을 계획 중인 사람이나 임신 가능성이 있는 사람에게는 1일 기준 400~800마이크로그램의 엽산 보충제를 권장한다.[19]

반면, 암이나 심혈관질환을 예방하기 위해 멀티비타민이나 단일 비타민, 미네랄 보충제 등은 권장할 만한 충분한 근거가 없다고 밝히고 있다.[20] 더불어 암이나 심혈관질환을 예방할 목적으로 베타카로틴이나 비타민 E 보충제를 섭취하는 것도 권장하지 않는다고 적시했다.

건강에 관심이 많은 사람에게 보충제에 대한 소문이나 광고는 과학적인 근거 유무와 관계없이 매력적으로 다가온다. 하지만 이런 광고로 인해 건강 손익을 객관적으로 계산해야 하는 우리의 저울이 제대로 기능하지 못할 수 있음을 인지해야 한다. 선택은 이러한 배경을 충분히 고려한 다음에 해야 한다. 보충제를 '구매당하는' 사람이 되지 않으려면 말이다.

끊을 수 없는
중요한 약도 있다

약의 부작용만 생각하다 보면 머릿속 손익 균형이 무너지면서 자신도 모르게 손해만 생각하고 이익은 돌아보지 않게 된다. 하지만 건강을 지키는 데에는 중요한 약도 있다는 사실을 잊어서는 안 된다.

지금까지 설명한 다약제 복용 문제를 떠올리면 시선이 '과잉 처방'으로 쏠릴 수 있으나 필요한 약이 있는데도 충분히 이용하지 못한다면 이 역시 문제다.

미국의 한 연구에서 통원 환자의 처방전 기록을 살펴보았더니 65퍼센트의 환자에게서 부적절한 처방약이 한 가지 이상 발견되었고, 64퍼센트의 환자에게서 지병과 관련된 필수약이 처방되지 않았다고 한다.[21]

이를테면 과거에 심근경색을 앓은 환자가 항혈소판제, 베타차단제, ACE 억제제, 스타틴이라고 불리는 약을 복용하면 목숨을 위협하는 심근경색의 재발 확률을 낮춘다고 알려져 있다. 그럼에도 건강 유지에 꼭 필요한 약이 타당한 이유도 없이 처방되지 않거나 환자가 복용하지 않는 예를 접한다. 왜 이런 일이 벌어질까? 이러한 현상은 다음과 같은 이유로 발생한다. 먼저, 만성질환 치료에서는 약의 유효성을 체감하기 어려워 효과는 과소평가되고 부작용은 과대평가된다. 또한 장기 복용에 따른 비용 문제[22]나 복용량을 줄이는 과정에서 생기는 '약을 절반으로 자르기' 같은 불편함이 복용을 꺼리게 만든다고 한다.[23]

이런 이유로 부적절하게 약을 중단하는 상황을 개선하기 위해 의료인도 노력하고 있다. '약물사용 적절성 평가기준Screening Tool to Alert doctors to Right Treatment, START'이라는 점검표를 고안하는 등 의료현장에서 의료인이 환자의 처방전에 문제가 없는지 손쉽게 확인하는 도구를 마련하고 있다.[24]

의료인의 노력과는 별개로 약을 복용하는 환자도 기본적으로 '약 효과는 실감하기 어렵다'는 사실을 이해할 필요가 있다. 예를 들면 콜레스테롤 수치를 낮추는 콜레스테롤약은 몇 년 뒤에 발병할 우려가 있는 심근경색이나 뇌경색 위험을 큰 폭으로 낮추는 역할을 한다. 따라서 이 약을 먹는다고 해서 '건강해졌다'거나 '컨디션이 돌아왔다'고 하는 효과를 당장 체감하기는 어렵다. '약을 먹는데도 몸이 전혀 나아지지 않는다'고 생각했다면 이는 약의 효과와 기대하는 효과 사이에 괴리가 있기 때문이다.

콜레스테롤약의 복용은 미래의 자신을 지키기 위한 투자와 같다. 따라서 '현재의 자신'에게 초점을 맞추면 효과를 잘못 판단하게 된다. 오히려 근육통 같은 부작용에만 주의가 쏠려서 부작용 위험은 과대평가하고 효과는 과소평가하여 균형감을 상실할 수 있다.

이를 막기 위해서라도 복용 중인 약이 어떤 효과를 목적으로 처방되었는지 제대로 알아야 한다. 만약 이해되지 않는 점이 있다면 처방한 의사와 충분한 대화를 나누어 이해를 도모해야 한다.

제네릭의약품을 제대로 알고 이용한다

약과 동행할 때 제네릭의약품에 대해서도 알아두면 도움이 된다.

제네릭의약품generic drug은 원본 약의 복제약이다. 복제약이라고 해도 이름이나 형태, 색상이 다를 때가 많아서 같은 약이라고 믿기 힘들 수 있다. 그러나 유효성분은 원본 약과 완전히 동일하고, 일반적으로 원본 약보다 저렴하다. '복제약은 효과가 떨어진다'라는 말이 있는데 이는 사실이 아니다.

복제약이 원본 약보다 가격이 저렴한 이유는 약 개발이나 광고에 비용을 들일 필요가 없기 때문이다. 일반적으로 신약 개발이나 연구에는 막대한 비용이 든다. 그래서 신약은 약값이 비싼 경향이 있다. 하지만 이미 연구된 약 성분을 복사하여 약을 만들면 처음부터 연구를 진행할 필요가 없으므로 원가절감을 기대할 수 있다.

제네릭의약품을 만드는 회사가 여럿이면 경쟁을 통해 가격이 내려가기도 한다. 시간이 지날수록 가격은 점점 하락하는 경향을 보인다.

가격이 내려간다고 품질까지 떨어지는 것은 아니다. 식품이나 가전제품 등은 가격이 비쌀수록 품질과 성능이 향상되는 경향이 있으나 의약품에서는 그렇지 않다.

제네릭의약품은 원본 약과 완전히 똑같도록 품질과 순도 등에 관한 규정을 준수해야 한다. 이후에는 선발 의약품과 똑같은 효과를 내는지 확인하는 작업도 거친다. 이 과정을 통해 정확한 복제약이 만들어지므로 기본적으로 원본 약과 같다고 이해하면 된다.

장기간 복용하는 약일수록 비용 부담이 감소한다

잠시 비용 문제에 관해서도 생각해보자. 어떤 콜레스테롤약이 현시점에서 원본 약은 1정에 27엔(약 270원)인데 복제약은 10.6엔(약 106원)으로 더 지렴하다[25]고 가정해보자. 1정에 약 16엔(약 160원) 차이밖에 나지 않아서 별 차이 없게 느껴질지 모르지만, 1일 1정씩 복용하면 1개월에 492엔(약 4,900원)이 차이 나고, 10년을 지속하면 5만 9,040엔(약 59만 원) 차이가 생긴다.

만성질환 치료제는 같은 약을 오랫동안 먹어야 한다. 티끌 모아 태산이라고 긴 시간을 구매하면 이렇게 가격 차이가 벌어진다. 약 효과는 완전히 똑같은데 비용을 절감할 수 있다면 선택하지 않을 이유가 있을까. 어째서 약에 대한 올바른 이해가 현명한 제네릭의약품 선택으로 이어지는지 이해했을 것이다. 다만, 모든 약에 제네릭의약품이 존재하는 건 아니다. 따라서 약을 변경하고 싶을 때는 처방약을 타는 약국에서 확인을 해야 한다.

최근에는 약국에서도 "복제약으로 하시겠습니까?"라고 묻는 곳이 많다. 제네릭의약품에 관해 궁금증이 있다면 단골 약국에 물어보는 것도 좋을 것이다.

4장

질병을 예방한다,
현명하게
동행한다

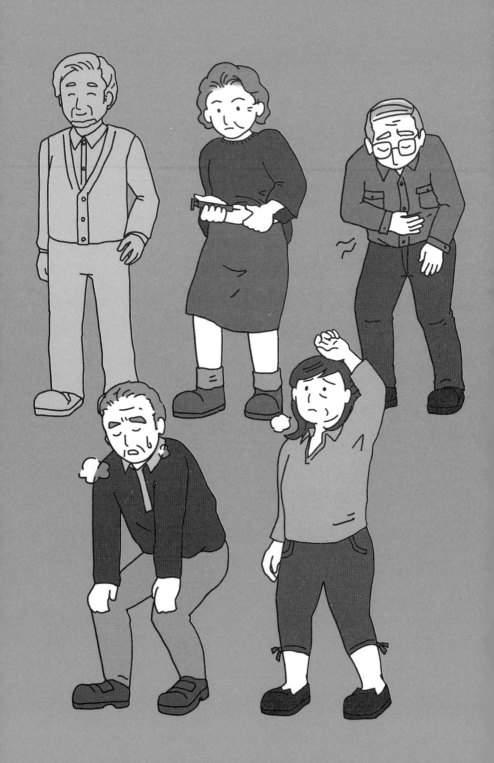

65세 이상의
약 5명 중 4명은
적어도 1가지 이상의
만성질환이 있다

나이가 들수록
병은 늘어난다

60대 남성 F씨는 젊어서부터 일에만 매달려왔다.

일이 바빠서 건강검진을 거의 받지 못했지만 컨디션이 나쁘지 않아서 검진의 필요성도 느끼지 못했다고 한다. 그런데 최근 들어 밥을 잘 먹는데도 살이 빠지고 변에서 피가 보이기 시작해 급히 병원을 찾았다.

나는 의사로서 좋지 않은 예감이 들었다. 식사를 잘하는데도 체중이 줄어드는 현상은 그다지 좋은 신호가 아니다. 의도치 않은 체중 감소의 약 30퍼센트가 암이 원인이라고 알려져 있기 때문이다. 물론 술이나 갑상샘질환 등 체중을 감소시키는 다른 원인도 많다. 그래서 일단 가능성을 열어두고 자세히 문진을 진행했다.

그런데 아무리 봐도 술과 관련된 원인은 아닌 듯했다. 진찰을 하면서 손 주변과 이마 근육이 약해진 것을 확인했다. 혈압도 높았는데 수축기 혈압이 160mmHg 정도였다. 혈액검사 결과 빈혈이 확인되었으며, 나쁜 콜레스테롤이라고 불리는 LDL콜레스테롤 수치와 당뇨병을 시사하는 당화혈색소HbA1c 수치가 높았다.

불과 1시간가량의 문진과 진찰, 검사를 통해 '컨디션이 나쁘지 않았다' 또는 '병이 없었다'고 했던 사람에게서 고혈압, 이상지질혈증, 당뇨병, 빈혈이라는 네 가지 질환을 발견했다.

살아 있는 것만으로도 병에 걸린다

인간은 나이를 먹는 과정에서 병에 걸리기도 한다. 여기에는 특별한 원인이 없을 때도 많다. 아무런 원인 없이 살아 있는 것만으로 병에 걸린다.

매일 반복하는 단순한 작업에도 실수가 생기듯이, 혹은 컴퓨터가 갑자기 버그를 일으키듯이 인간의 몸도 하루하루 살아가면서 오류를 일으킨다. 그렇게 다양한 병이 생기게 된다.

F씨는 혈변과 체중 감소 외에 빈혈도 있어서 혹시 모를 가능성을 염두에 두고 대장내시경검사를 의뢰했다. 결과는 (예상대로) 대장암이었다. 그리고 추가 검사를 통해 간과 폐에 전이되었다는 사실을 확인했다. '최근까지 컨디션이 나쁘지 않았다'는 데도 말이다.

이 사례는 우리에게 시사하는 바가 있다. '컨디션이 좋다'가 곧 '병이 없다'가 아니라는 사실이다. 당연한 이야기라고 여길 수도 있지만, 한 번 더 염두에 두어야 할 중요한 사항이다.

우리는 수많은 암이나 질병이 대부분 증상이 없다는 사실을 잘 알고 있다. 또한 증상이 나타날 때는 이미 늦었을 가능성이 있다는 사실도 알고 있다.

65세 이상의 절반은 두 가지 이상의 만성질환이 있다

나는 이때 의사로서 느꼈던 '분한' 감정을 지금도 기억한다. 대장암 검진의 중요성이 더 많이 알려져서 F씨도 대장암 검사를 받았더라면, 만약 그랬다면 더 빨리 발견하고 더 빨리 치료를 시작해 완치할 가능성이 있었을 것이다. 이제 와서 '만약 그때 그랬다면'이라고 말해봤자 때늦은 후회이겠지만, 여러 면에서 아쉬움이 많다. 병원 검사 당시 F씨의 몸 안에는 암이 간과 폐까지 퍼져서 안타깝게도 완치할 방법이 없었다.

질병 중에는 특성상 조기 발견이 어려운 질환이 있다. 그러나 대장암은 그렇지 않다. 조기에 발견하는 방법이 이미 확립되어 있고, 일찍 발견하면 완치할 수 있는 질환이다.

당뇨병이나 고혈압도 발병 초기에는 거의 증상이 없는 질환이다. 조기에 발견하여 제대로 치료하면 건강에 심각한 지장을 초래하지 않고 남은 인생을 보낼 수 있다. 하지만 치료하지 않고 그대로 방치하면 훗날 뇌경색이나 심근경색 같은 심각한 질환으로 이어져 후유증을 남기기도 하고, 젊어서 목숨을 잃는 병으로 발전하기도 한다.

이러한 만성질환은 나이들수록 중복되어 나타나는 경향이 있다. 40대에는 고혈압만 있던 사람이 60세가 되면 슬그머니 당뇨병에 이상지질혈증이 생기고, 이어 심장질환에 신장질환까지 앓게 되는 식이다. 질병이 늘면서 여러 종류의 약을 먹는 일이 자연스러워진다.

건강하고 행복한 노년을 위해 필요한 네 번째 M은 '다중복잡성Multi-complexity에 대한 예방'이다. 다중복잡성은 복합적인 질환을 앓고 있어서 다양한 사회적 지원이 필요한 상태를 일컫는다.

미국의 한 보고에 따르면 65세 이상의 80퍼센트에서는 적어도 한 가지 이상의 만성질환이 있고, 50퍼센트에서는 두 가지 이상의 만성질환이 있다고 한다.[1] 일본의 경우 고혈압 환자와 당뇨병 환자 및 그 예비군은 각각 1,000만 명에 달한다.[2,3]

이러한 수치를 통해서도 알 수 있듯이 65세 이상이 되면 복수의 만성질환을 앓는 사람이 결코 적지 않다.

고령자에게는 나이가 들면서 생기는 다양한 심신의 부조화로 인해 사회적 지원의 필요성이 증가한다. 거동이 불편해져 돌봄이 필요하거나 재활치료 전문가에게 도움을 요청할 일도 생기고, 주택 환경을 정비하기 위해 사회복지사의 도움을 빌리기도 한다.

다만, 이러한 사회적 지원을 받더라도 개개인이 질병을 예방하고 관리하는 일을 게을리해선 안 된다. 이는 서장에서 소개한 '노쇠' 예방과 관련이 깊다. 노화나 질병 등으로 신체 손상이 누적되면 노쇠가 나타나기 쉬운데, 노쇠 자체가 고령자의 사망 위험을 높인다. 노쇠를 방치하면 간병이 필요한 상태로 빠르게 진행된다.

젊어서는 '남의 일' 같던 질병도 어느새 남 일이 아니게 되는 순간이 온다. 하지만 예방법이나 치료법이 확립된 질환도 많으므로 잘 관리하며 지낼 수 있다. 또 필요할 때 사회에 도움을 청하는 일도 중요하다.

이번 장에서는 나이가 들면서 생기기 쉬운 질환이나 사회적 요구, 나아가 그 대책에 대해 알아보고자 한다.

노화로 이렇게 된다

장기마다
'쇠약해지는 양상'이 다르다

나이가 들면 각 장기의 기능이 변한다. 주름이나 탈모가 생겨 외모에 변화가 생기듯이 장기도 나이를 먹어 기능에 변화가 생긴다.

하지만 외모 변화에 개인차가 있듯 장기 변화에도 개인차가 존재한다. 또 같은 사람이라고 해도 장기마다 변화하는 속도가 다르다. 유전자에 각인된 정보, 생활방식 차이, 흡연, 대기오염 문제 등 다양한 요인의 영향으로 장기마다 노화 속도가 달라지는 것이다.[4]

각각의 장기는 나이가 들수록 질환이나 신체 변화의 영향을 더 쉽게 받는다고 알려져 있다. 예를 들어 20세에는 극도의 탈수상태에 빠져 신장 기능이 일시적으로 떨어져도 수분을 공급하면 원래의 기능을 회복할 가능성이 크다. 하지만 80세에는 단 한 번의 탈수로도 신장이 손상을 입게 되어 충분한 수분을 공급하더라도 원래 수준으로는 회복하기 어렵다. 그래서 나이가 들수록 질환이 쉽게 중증화한다. 여기에 세포가 오류를 일으키기도 하고, 오류를 바로잡는 기능도 쇠약해진다고 알려져 있다. 이로 인해 세포가 '암'으로 쉽게 변해서 나이가 들수록 암 발병률도 올라간다.

그렇다면 나이에 따른 변화가 몸속 장기에는 어떠한 영향을 미칠까? 지금부터는 대표적인 장기들이 연령 증가로 어떤 변화를 보이는지 알아보자.

심장의 노화

먼저, 심장에 다양한 변화가 생긴다. 심장에는 4개의 방이 있고, 각각의 방 사이에는 혈액이 역류하지 않도록 한 방향으로만 열리는 '판막'이라는 문이 달려 있다. 그런데 이 문에 칼슘이 침착되어 굳으면 문을 여닫는 기능이 떨어지게 된다.[5]

연령이 증가하면 오랫동안 사용한 문이 삐걱거리고 뻑뻑해지듯이 심장의 문도 여닫기가 힘들어진다. 문이 잘 열리지 않으면 결과적으로 혈액의 흐름이 나빠질 가능성이 있다.

또한 심장 근육을 형성하는 세포들이 사멸하여 그 수가 줄어든다고 한다.[6,7] 줄어든 수만큼 더 적은 수의 세포로 같은 힘을 내야 하므로 각각의 근육세포가 부피를 키워서 대응하게 된다. 게다가 전신으로 혈액을 보내는 펌프 기능을 유지하기 위해 나이가 들수록 심장벽이 근력운동을 했을 때처럼 조금씩 두꺼워진다고 한다.[8]

한편, 심박수는 나이가 들수록 감소한다. 사람이 낼 수 있는 최대심박수는 (220-연령)/분으로 계산할 수 있다.[9] 가령 40세라면 1분당 최대심박수는 180회까지 늘어날 수 있지만, 80세가 되면 140회까지 떨어진다.

이러한 영향으로 운동할 때 심장에서 출력되는 혈액이 조금씩 감소한다. 그러면 전신에 산소를 보내는 힘이 약해져 젊어서 했던 운동강도를 점점 감당하지 못하게 된다.

심장의 변화는 꾸준한 운동과 훈련 등으로 개선되기도 하지만, 최대심박수의 변화는 훈련을 지속하는 사람에게도 나타날 수 있다고 한다.[10]

신장의 노화로 생기는 일

신장에도 변화가 생긴다. 일반적으로 신장의 크기는 나이가 들면서 작아진다고 알려져 있다. 30세에서 80세에 걸쳐 약 30퍼센트가 감소한다고 한다.[11]

신장의 혈관 수도 줄어서 젊을 때보다 신장의 혈류가 약 60퍼센트까지 떨어진다고 한다.[12] 혈관의 수가 줄어든다는 말은, 혈관 속을 흐르는 혈액세포를 자동차에 비교하면 차선이 줄어드는 것과 마찬가지다. 그러면 정체가 생기기 쉬우므로 각 도로의 차선을 늘려 대응하려고 한다.

이때 '차선을 늘린다'는 말은 혈관을 확장한다는 뜻인데, 이를 위해 프로스타글란딘prostaglandin이라고 불리는 생리활성호르몬이 활약하게 된다. 고령자의 신장에서는 이 프로스타글란딘이 자체적으로 증가하면서 혈관을 넓힌다.[13] 이런 방법으로 신체 기능을 유지하려고 노력하는 것이다.

하지만 프로스타글란딘은 두통약으로 사용되는 이부프로펜이나 록소프로펜(로키소닌®)이라는 진통제에 의해 감소된다고 알려져 있다. 프로스타글란딘이 감소하면 혈관을 확장하여 대응하던 신장이 바로 그 능력을 잃고 기능이 정지하게 된다.[14]

이러한 이유에서 젊어서는 안전했던 이부프로펜이 나이가 들수록 '위험한 약'으로 변하게 되는 것이다.

생활습관으로 장기의 노화를 늦출 수 있다

반면에 나이가 들어도 바뀌지 않는 것이 있다. 예를 들어 미네랄 균형을 유지하는 능력은 그대로 유지된다고 한다. 또한 피를 붉게 하는 적혈구를 만들 때 활약하는 에리트로포이에틴erythropoietin이라는 물질이 신장에서 생산되는데, 이 호르몬의 생산 능력도 나이의 영향을 받지 않는다고 알려져 있다[11](신장에 장애가 생기면 에리트로포이에틴을 생산하지 못해서 빈혈이 발생한다).

신장은 나이가 들수록 전체적으로 기능이 떨어지지만, 활동적이고 운동 습관이 있는 사람은 어느 정도 기능을 유지할 수 있다고 한다.[15] 장기도 생활습관 하나로 노화의 속도가 크게 달라진다.

지금까지 연령 증가로 생기는 심장과 신장의 변화에 대해 살펴보았다. 이러한 장기 단위의 변화는 크든 작든 모든 장기에서 조금씩 진행된다.

그러나 생활습관을 개선하면 속도를 늦출 수 있다.

건강한 생활습관은 각각의 장기를 지키는 데에도 중요한 역할을 한다.

나이가 들면서
생기기 쉬운 질환

젊어서는 노년의 모습이 잘 그려지지 않는다. 사람은 모두 늙고 병든다는 것을 알지만 체감하기는 어렵다. 그래서 조부모나 부모가 아프다고 하면 왜 아픈지, 걸음걸이는 왜 느린지 잘 이해되지 않는다.

흔히 나이가 들면서 생기기 쉬운 질환에는 어떤 것이 있을까? 일본의 후생노동성이 공표한 데이터[16]에서 그 답을 찾을 수 있다.

65세 이상의 고령자가 입원하는 이유로는 뇌혈관질환과 암이 많았고, 외래에서 진료를 받는 이유로는 고혈압성 질환과 척주脊柱 병증이 많았다. 고혈압은 고령자의 60퍼센트에서 있었으며, 허리 통증이나 등 통증을 일으키는 척주 병증이 뒤를 이었다. '혈압이 높다', '허리가 아프다'라는 말을 주변에서 흔히 듣는 데에는 그만한 이유가 있다.

고혈압은 충분히 치료하지 않으면 뇌졸중이나 심장질환 위험을 높인다. 따라서 고령자의 입원 이유로 뇌혈관질환이 많은 것은 어찌 보면 당연한 결과다. 또한 앞에서 '나이가 들수록 세포의 오류가 증가하고, 오류를 바로잡는 기능이 떨어진다'고 지적했는데, 그 결과 암이 증가한다는 사실도 데이터를 통해 확인할 수 있다.

목숨을 위협하는 사망 원인으로는 암, 심장질환, 폐렴, 뇌졸중이 많았다. 앞서 소개한 흔한 질환들이 결국에는 사망으로 이어지는 것이다. 아울러 폐렴 같은 감염증도 목숨을 위협하는 요인이 된다. 감염증으로부터 몸을 지켜주는 백신접종이나 면역력을 강화하는 생활이 요구되는 이유다.

반대로, 이와 같은 통계를 통해 젊어서부터 중점적으로 예방해야 하는 질환을 파악할 수 있다. 병원에 입원하거나 목숨을 잃는 이유에 뇌졸중, 암, 심장질환, 폐렴이 많다는 사실은 사전에 이를 예방하는 대책을 세운다면 여러 질환을 막을 수 있다는 뜻도 된다.

물론 이 밖에도 수없이 많은 질환이 있지만, 1퍼센트의 사람에게만 나타나는 질환을 예방하려고 힘쓰기보다는 우선 발병 빈도가 높은 질환부터 중점적으로 예방하는 편이 효율적이다.

65세 이상 고령자의 주요 사인별 사망률 추이[16]

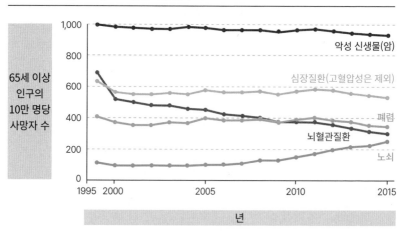

4장 질병을 예방한다, 현명하게 동행한다

그리고 이러한 질환은 대부분 원인이 밝혀져 있고, 생활습관과도 밀접하게 관련되어 있다. 다시 말해 고혈압, 당뇨병, 콜레스테롤, 흡연 등의 문제를 확실히 예방하거나 치료하고, 암 검진을 통해 암을 조기에 발견하며, 백신 등으로 감염증을 예방하면 수많은 질환으로부터 우리의 몸을 지킬 수 있다.

병에 걸리지 않는 고령자도 있다

나이가 들면 몸과 마음에 갖가지 부조화가 생기면서 병에 걸리는 일이 많아진다. 그렇지만 전혀 병에 걸리지 않는 고령자도 있다. 나이가 든다고 해서 반드시 병에 걸리는 것은 아니다.

어느 날 외래로 90세 여성이 혼자서 찾아왔다. 지금까지 어떤 병을 앓았는지 물어보니 "감기처럼 가벼운 질환 말고는 없었어요"라고 대답했다. 너무 건강해서 날마다 여기저기 돌아다닌다는 말까지 듣고는, "만에 하나 넘어져서 골절이라도 생기면 안 되니까 골다공증 검사를 해보면 어떨까요?"라고 제안했다.

그랬더니 여성은 "이제껏 한 번도 검사해본 적은 없지만 뼈는 튼튼하니까 괜찮아요"라며 한마디로 거절했다. 나는 걱정되는 마음에 포기하지 않고 "말씀은 이해합니다만 뼈가 튼튼한지 감각만으로는 알기 어려우니 일단 지시를 하고, 마음이 내키실 때 받을 수 있게 해놓겠습니다"라고 말했다. 그러자 이내 수긍하고 진료실을 나갔다.

얼마 후 여성은 골다공증 검사를 받았는데, 그 결과가 놀라웠다.

결과는 '정상'이었다. 나는 환자 나이를 고려해 어느 정도는 뼈에 이상이 있으리라 예상했는데 전혀 아니었다. 전화로 검사 결과를 전했더니 "봐요, 내가 말했잖아요. 환자의 말을 귀담아들으세요" 하며 농담 섞인 충고가 돌아왔다.

'정말 무병장수하는 분이 있구나!' 하고 크게 감탄한 순간이었다. 그런데 수많은 환자를 진료하다 보면 이런 사람을 만나게 되는 일이 결코 드물지 않다.

90대가 되면 질환이 없는 사람의 비율이 증가하는 이유

후생노동성에서 공표하는 통계[17]를 살펴보면 후기고령자*의 60퍼센트 이상이 복수의 만성질환을 앓지만, 10~20퍼센트는 만성질환이 없다는 사실을 알 수 있다. 이 중에는 진단되지 않은 질환이나 희소 질환을 앓는 사람도 포함되어 있으므로 실제 수치는 통계보다 적을 가능성이 있지만, 그렇더라도 아무런 질환 없이 70대나 80대를 맞이하는 사람이 있다는

---

* 65세 이상을 고령자라고 했을 때 65~74세까지의 노인을 '전기고령자'라고 하고, 75세 이상의 노인을 '후기고령자'라고 한다.

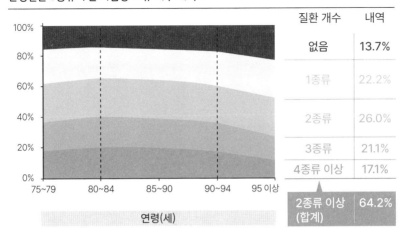

만성질환 8종류의 한 사람당 보유 개수 내역[17]

질환 개수	내역
없음	13.7%
1종류	22.2%
2종류	26.0%
3종류	21.1%
4종류 이상	17.1%
2종류 이상 (합계)	64.2%

말이다.

게다가 그래프를 참고하면 80대를 정점으로 해서 90대가 되면 오히려 질환이 없는 사람과 적은 사람의 비율이 증가한다. 다만, 이것을 '80세가 넘으면 만성질환이 낫는다'라고 오해해서는 안 된다. 복수의 만성질환이 있는 사람은 안타깝게도 70대나 80대에 목숨을 잃고, 반대로 90세까지 살아 있는 사람은 그만큼 건강하다는 뜻에 가깝다.

이러한 현상은 각 연령대의 '여명'을 통해서도 확인할 수 있다. 2020년에 발표된 일본인에 대한 통계[18]에 따르면 남성의 평균수명은 81.6세, 여성은 87.7세다. 그리고 65세의 평균여명은 남성이 20.1년(즉 85.1세), 여성이 24.9년(즉 89.9세)이다. 한편, 80세의 평균여명은 남성이 9.4년(즉 89.4세), 여성이 12.3년(즉 92.3세)이다. 이처럼 나이가 많으면 많을수록 더 오래 살 확률이 높아진다.

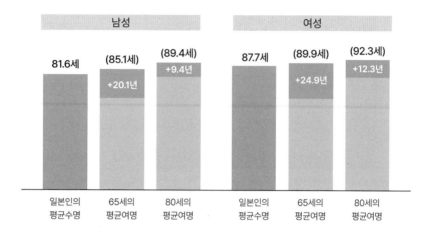

남성			여성		
81.6세	(85.1세) +20.1년	(89.4세) +9.4년	87.7세	(89.9세) +24.9년	(92.3세) +12.3년
일본인의 평균수명	65세의 평균여명	80세의 평균여명	일본인의 평균수명	65세의 평균여명	80세의 평균여명

앞에서 소개한 90세 여성이나 통계 속 장수인들이 병에 걸리지 않고 오래 사는 이유는 유전자 때문이라며 미리 포기하는 사람이 있을지 모르지만, 사실은 그렇지 않다. 서장에서 설명한 대로 분명 '장수' 자체는 유전자의 영향이 있을 수 있다. 그러나 질병과 관련된 유전자 정보를 비교해 보았더니 100세까지 사는 사람과 일반인 사이에 질병과 관련된 유전자 변이 개수는 크게 다르지 않았다고 한다.[19,20]

병에 걸리지 않는 것은 유전자의 도움도 있겠지만, 지금까지 살펴본 일상의 생활습관이 더 크게 좌우한다. 결국 젊어서의 생활습관이 만성질환의 정도를 결정하고, 만성질환의 정도가 노년의 건강을 결정하는 것이다.

현재 선진국에서 100세를 맞이하는 세대는 그 증가 비율이 가장 현저한 세대이기도 하다. 미국과 영국의 보고에 따르면 1990년대의 통계에서는 100세 이상의 인구가 1만 명당 1명꼴이었지만, 현재는 5,000명당 1명

으로 그 비율이 2배로 증가했다고 한다.[21,22]

　노인전문병원에서 근무하면서 나도 100세나 100세에 가까운 환자를 진료하는 일이 적지 않다. 그리고 100세가 되어서도 자기 발로 찾아와서 묻는 말에 막힘없이 대답하는 환자를 만난 적도 있다. 그런 분들에게 '장수의 비결은 무엇인가요?'라고 물으면 저마다 다른 대답을 한다. 100명이 있으면 100가지의 인생이 있음을 새삼 깨닫게 된다.

▌여러 만성질환에 걸리면
▌어떤 일이 생기는가

　이번에는 여러 질환을 동시에 앓게 되면 어떤 일이 생기는지 살펴보도록 하자.

　서너 가지의 '안정적인' 만성질환이 있을 때는 눈에 띄는 컨디션 변화를 체감하지 못할지도 모른다. 물론 반드시 챙겨 먹어야 하는 약의 개수가 늘고, 질환에 따라서는 식사 제한을 포함한 생활상의 제약이 따를 수는 있다. 가령 신장질환이 있으면 칼륨이나 단백질이 제한되고, 심장질환이 있으면 나트륨 제한이 권장된다. 당뇨병이 있다면 당질 제한을 해야 할지도 모른다. 이처럼 음식의 균형을 맞추기가 어려워지기도 한다.

　질환에 따라서는 집에서 가까운 단골 병원 이외에 심장 전문의나 신장 전문의 등 여러 외래를 정기적으로 찾을 필요가 생긴다. 그러면 한 달에 두 번이나 세 번 정도 병원 진료를 받게 된다. 신장 상태가 나빠져 투석 치료가 필요하면 1주일에 세 번은 반드시 병원에 가야 한다.

이처럼 생활상의 제약을 받는 일이 늘어날 수는 있지만 평소에 느끼는 '증상'은 그다지 많지 않을 수 있다.

건강할 때 '미연에 방지하는' 예방의료를

그러나 치료가 어려워질 때도 있다. 예를 들어 2형 당뇨병이 발병했다고 가정해보자. 다른 특별한 사정이 없으면 치료의 선택지가 많은 질환이다. 여기서는 두세 종류의 약으로 당뇨병이 잘 관리되고 있었다고 하자. 그런데 동시에 신장질환이 발병하면 어떻게 될까?

당뇨병 약은 종류가 다양해도 대부분이 신장에서 대사된다. 그래서 신장기능이 나빠지면 선택할 수 있는 약이 금세 한정된다. 그 결과 최종적으로 안전하게 사용할 수 있는 약은 주사약인 인슐린밖에 남지 않게 된다.

또 이런 상황도 생각해볼 수 있다. 조금 극단적인 가정이지만 심근경색이 발병한 다음에 출혈성 위궤양이 생긴 상황을 가정해보자.

심근경색은 심장을 둘러싼 혈관이 '막혀서' 생기는 질환이므로 혈관이 막히지 않도록 혈액의 응고를 저해하는 약을 사용하게 된다. 하지만 위장에서 출혈이 일어나는 출혈성 위궤양은 피를 멈추는 치료를 우선해야 하므로 치료법이 서로 충돌하게 된다. 이런 상황이 되면 혈액 응고를 저해하는 약을 (일시적이지만) 중지해야 한다. 심장으로서는 '위험을 감수하고'

치료를 해야 하는 것이다.

이처럼 두 질환의 치료 목표가 상반되면 어느 한쪽을 우선하여 치료하고, 다른 한쪽은 위험을 감수하는 판단을 내릴 수밖에 없다. 이 말은 즉 건강을 심각하게 훼손하고, 자칫하면 목숨을 잃을 가능성이 커진다는 뜻이다.

안타깝게도 신체 노화가 진행될수록 한번 발병하면 오랫동안 함께해야 하는 질환이 생기고, 이러한 질환은 누적되는 경향이 있다. 그리고 때로는 상반되는 치료를 요하기도 한다.

미리 예방할 수 있는 질환은 '건강이 나빠지고 나서 대처'하기보다 건강할 때 '미연에 방지하는' 게 중요하다. 수명이 길어질수록 예방의료가 더욱 강조되는 이유다.

'걷지 못한다'라는 말의 의미

노후에 '걷지 못하는' 문제를 통해서도 고령자 질환이나 사회적 요구의 복잡성을 이해할 수 있다.

가령 큰 병을 앓아본 적 없는 20대가 걷지 못하는 이유로 진료를 받는다고 해보자. 이런 경우는 대체로 부상에 따른 염좌나 골절일 가능성이 크다. 그리고 걷지 못하게 된 이유도 한 가지일 때가 많다.

이런 상황에서 '환자를 다시 걷게 하려면 어떻게 해야 하느냐'고 묻는다면 대답은 간단하다. 원인을 치료하면 된다. 질환에 따라서는 회복이 어려울 때도 있지만 효과적인 치료법이 있으면 원래대로 회복될 가능성이 크다.

반면, 무릎이나 눈에도 질환이 있는 80대의 경우에는 문제가 그리 간단히지 않다. 일단 똑같이 '다리 골절'로 입원했다고 가정해보자. 이 경우에도 다리 골절 수술을 하면 바로 걸을 수 있을까?

유감스럽게도 그렇지 않을 가능성이 크다. 그 대답은 골절에 이른 경위를 떠올려보면 알 수 있다.

만약 골절된 이유가 낙상이라면 그 배경에 폐렴 같은 감염증이 있어서 휘청거리다가 넘어졌을 수 있다. 아니면 감염증이 발병하기 전부터 무릎 골관절염과 백내장이 있었고, 무릎 기능 저하와 시력 저하가 뜻하지 않은 부상으로 이어졌을 가능성도 있다. 이런 경우에는 다리 골절 치료뿐 아니라 폐렴도 치료해야 하고, 상황에 따라서는 무릎이나 눈 치료도 병행해야 비로소 안정적으로 걷게 된다.

또 치료과정에서 입원생활이 길어지면 걷는 기회가 줄면서 근력이 약해질 수 있다. 1주간 입원하면 회복까지 1개월, 2주간 입원하면 2개월 걸린다는 말이 있는데, 순간적인 사고로 겨우 유지하고 있던 몸의 균형이 깨지면서 원래대로 회복하지 못하는 일이 적지 않다.

그렇게 되면 퇴원 후 자기 집으로 돌아가지 못하고 요양시설이나 재활시설에 재입원하기도 한다. 단 한 번의 입원으로 삶의 방식이 완전히 바뀌는 것이다.

한편, 다리에는 전혀 문제가 없어도 심장이 좋지 않으면 걸을 때 숨이 끊어지는 듯한 증상이 생겨서 걷지 못하는 일도 있다. 뼈나 근육에는 아무런 문제가 없지만 심장이 원인이 되어 '걷지 못하는 상황'이 생긴다.

고령자가 걷지 못하게 되었을 때는 단순히 '다리 문제'에만 국한되지 않는다. 심장이나 폐는 괜찮은지, 뇌는 괜찮은지 등 다양한 장기 문제를 염두에 두고 접근하는 자세가 필요하다.

담배는 노화를 가속한다

다양한 질환의 원인이면서 노화를 가속하는 요인으로 담배를 빼놓을 수 없다. 연령 증가에 따른 신체 변화 중 하나로 동맥경화*가 있는데, 담배가 이를 가속한다는 사실은 잘 알려져 있다.

담배에는 나쁜 콜레스테롤이라고 불리는 LDL콜레스테롤을 증가시키는 작용[23]을 비롯해 인슐린의 효과를 떨어뜨리고 혈당 수치를 악화하는 작용이 있다.[24] 또한 교감신경 활동을 촉진하여 혈압을 높인다고도 알려져 있다.[25] 콜레스테롤 증가, 혈당치 악화, 혈압 상승은 모두 동맥경화를 악화시키는 요인이다.

담배에 포함된 다양한 성분이 체내에 염증을 일으킬 가능성도 있다.[26]

---

* 동맥의 벽이 두꺼워지고 굳어져 탄력을 잃는 질환으로 일종의 노화 현상이다.

염증은 노화를 가속하는 요인 중 하나로, 염증이 오래 지속되면 동맥경화가 빨라진다. 다행히 동맥경화는 금연을 통해 부분적이지만 회복된다고 하니[27] 담배는 하루라도 빨리 끊어야 한다.

이 밖에도 흡연은 장기의 노화를 촉진하여 다양한 질병을 일으킨다.

담배가 일으키는 질환은 폐암만이 아니다

폐암은 흡연 때문에 생기는 대표적인 질환인데, 사실 담배가 일으키는 질환은 암뿐만이 아니다. 심근경색이나 뇌경색 같은 혈관질환[28], 각종 암[29], 폐기종이라고 불리는 폐질환[30], 당뇨병[31], 골다공증[32], 불임[33], 백내장[34] 등 다양한 장기의 질병과 관련된다.

기억해야 할 것은 금연이 빠르면 빠를수록 이러한 질환의 위험도가 떨어진다는 사실이다. 이른 단계에서 금연을 하면 시간이 지나면서 질환의 위험도가 비흡연자와 비슷한 수준으로까지 떨어질 수 있다고 한다.[35]

혈관에 미치는 금연 효과를 조사한 연구에서는 금연에 성공한 사람은 체중이 평균 5킬로그램 증가했음에도 혈관기능은 회복하는 모습을 보였고, 나아가 심장이나 생명을 지키는 결과로 이어졌다고 지적했다.[27] 체중 증가에 따른 마이너스 요소보다 금연의 플러스 효과가 더 큰 것이다.

흡연은 노화나 갖가지 질환을 초래할 위험이 있으며, 금연은 이를 원래 상태로 되돌리는 효과가 있다.

최고의 노후가 되려면

수명이 길어질수록
더 강조되는 '예방의학'

지금까지 노화에 따른 질환과 이러한 질환이 중복되면서 나타나는 일들에 대해 알아보았다. 만성질환은 살면서 축적된 노화의 결과이긴 하지만, 이 중에는 효과적인 예방법이 확립되어 있어서 사전에 막을 수 있는 질환도 있다. 결국 얼마나 관심을 갖고 예방을 실천하는가에 따라 노후의 삶의 모습이 달라진다.

질병의 예방에 초점을 맞춘 의료를 '예방의학'이라고 하며, 몇 년 전부터 많은 주목을 받고 있다. 예방의학은 건강검진, 예방접종, 그리고 생활습관 개선이라는 3개의 기둥으로 구성된다.

전 세계적으로 평균수명이 길어지고 있는 현 시대에 예방의학이야말로 모든 이들에게 꼭 필요한 지식이자 건강하게 장수하는 방법이 아닐까 생각된다.

일본인의 평균수명은 언젠가 100세를 넘게 될 거라는 말이 있다. 하지만 사전에 질병을 예방하고 건강관리를 제대로 하지 않으면 신체 노화에 따라 40, 50대에 중병에 걸려서 인생의 절반을 질병으로 고통받게 될지 모른다.

예방의학에는 '0을 플러스로 만드는' 것처럼 현재의 당신을 갑자기 행복하게 만드는 힘은 없지만, 미래의 당신과 소중한 사람들이 불행해지지 않도록 하는 힘, 즉 '0을 마이너스로 만들지 않는' 힘은 강하다.

늙으면 아픈 게 당연하다고만 생각하지 말고, 예방의학적 측면에서 할 수 있는 일부터 찾아서 하나씩 실행해보자.

한계는 있지만 먼저 일반건강검진을

건강검진은 대개 나라에서 시행하는 검사나 회사의 복리후생으로 받는 사람이 많을 것이다. 때가 되면 의무감에 했을 뿐, 목적과 의미 등을 생각해본 사람은 별로 없을 거라 생각한다. 그렇다면 건강검진에는 어떤 의의가 있으며, 최고의 노후와는 무슨 상관이 있는지 알아보자.

정기적으로 진행되는 일반건강검진은 법률로 실시가 의무화되어 있다. 노동안전위생법에는 '사업자는 노동자에게 의사에 의한 건강검진을 시행해야 하며, 노동자는 사업자가 시행하는 건강검진을 받아야 한다'라고 규정되어 있다.[36]

일반건강검진으로는 표의 11개 항목이 노동안전 위생규칙에 따라 정

■ 과거병력 및 업무 이력 조사	■ 빈혈검사(적혈구의 수, 혈색소의 양)
■ 자각증상 및 타각증상* 유무 검사	■ 간기능검사(GOT, GPT, Y-GTP)
■ 키, 몸무게, 허리둘레, 시력 및 청력 검사	■ 혈중 지질 검사(중성지방, HDL, LDL)
■ 흉부 X선 검사	■ 혈당검사
■ 혈압 측정	■ 심전도검사
■ 소변검사(당, 단백)	

해져 있다.[37] (연령에 따라 약간의 차이는 있다.)

먼저 과거병력이란 지금까지 앓았던 병을 일컫는다. 과거병력을 파악하면 지병에 대해 적절한 치료가 이루어지고 있는지, 현재 업무가 건강을 해칠 우려는 없는지 확인할 수 있다. 업무 이력은 얼핏 건강과 관련이 없어 보일지도 모르지만 업무 내용에 따라 위험성이 있는 건강 문제가 달라지므로 중요하다.

키와 몸무게로 계산하는 BMI는 비만이나 저체중(야윔)을 정의할 때 사용한다. BMI는 [몸무게(kg)]÷[키(m)의 제곱]으로 산출할 수 있다. 전 세계적으로 22를 '이상적'으로 보고 있으며, 아시아인은 25 이상을 비만으로, 18.5 이하를 저체중으로 정의한다.[38] 허리둘레도 비만의 지표로 사용

---

* 관찰자가 확인할 수 있는 증거가 있는 증상.

되는데 남성은 85센티미터, 여성은 90센티미터를 기준으로 한다. 이 수치가 넘으면 비만 합병증 평가가 필요하다.

혈액검사로는 빈혈이나 다혈, 간 장애, 콜레스테롤 수치, 혈당치의 이상을 알 수 있다. 간 장애 검사는 '간기능검사'라고 불리기 때문에 종종 "제 간기능은 괜찮나요?"라는 질문을 하는데, 혈액검사만으로는 '간의 기능'을 알 수 없다는 점에 유의하자. 이를 통해서는 현재 간세포가 손상되어 있는지의 여부만 알 수 있을 뿐, 간기능 저하는 확인할 수 없다.

혈당치 역시 그 순간의 수치를 확인하는 것이다. 혈당치가 아주 높으면 '당뇨병인가?' 하고 조사하는 계기는 될 수 있으나, 이 검진만으로 당뇨병인지 아닌지는 확인할 수 없다.

소변검사로는 혈액검사를 통해 알 수 없는 신장의 장애 유무를 확인한다. 신장에 염증이 있으면 소변에 피가 섞이고, 신장의 여과 기능에 장애가 있으면 소변에 단백질이 나오기도 한다. 단, 소변검사로 이를 검출할수는 있으나 장애의 '정도'까지는 알 수 없다.

심전도검사로는 심장의 벽이 비정상적으로 두꺼워졌는지, 과거에 심근경색을 일으킨 적이 있는지, 부정맥의 소인은 없는지 확인한다. 심전도 검사 결과를 설명할 때 "부정맥은 없나요?"라는 질문을 받기도 하는데, 심전도는 검사를 진행하는 수 초 동안 심장의 전기신호를 검출할 뿐이므로 이따금 생기는 부정맥까지 잡아내기는 어렵다.

1일 1회 이상 나타나는 두근거림이 부정맥 때문인지 조사하려면, 24시간 동안 장착하는 '홀터심전도Holter's monitoring system' 검사가 필요하다. 앞으로는 애플워치 등이 그 역할을 대신할지도 모른다. 심전도검사는 어디까지나 전기신호 검사이므로 판막증 같은 심장의 형태 이상도 파악할 수 없다.

일반건강검진을 통해 여러 검사를 받으면 이름처럼 '일반적인' 질환은 다 잡아낼 수 있다고 여길지 모르나, 실제로는 이처럼 한계가 있다. 이상이 있는지 없는지 대략적으로 알아보기 위해 실시하는 검사가 일반건강검진이다. '건강검진 정상=건강함'도 아니고, '건강검진 이상=건강하지 못함'도 아니다. 건강검진은 그 밖의 다른 검사를 병행하여 건강을 지키는 하나의 방법이다.

한계가 있기는 해도 지금까지 살펴본 대로 몇몇 건강 문제는 명확한 '증상'이 없고 검사를 통해서만 이상이 발견되므로 일반건강검진은 가치가 있다. 물론 모든 검사에 가치가 있는가 하면, 의문이 남는 부분도 있다. 이 부분에 대해서는 뒤에서 다시 설명하기로 한다.

2차 건강검진은 미래를 위한 투자

일반건강검진은 건강상태를 대략적으로 조사하기 위한 검사다. 이러한 검사를 '선별검사screening test'라고 부른다. 증상이 없는 사람에게서 질환을 찾아내는 검사로, 이상을 찾기만 할 뿐 진단하는 것이 아니므로 검사에서 이상이 나오면 반드시 '2차 건강검진'을 받을 필요가 있다.

다만, 일반건강검진에서 발견된 '이상'은 중대한 질환을 놓치지 않도록 다소 과도하게 선별된다는 점에 유의해야 한다. 선별이 과도하면 정상인 사람까지 이상으로 분류될 가능성이 있긴 하나, 선별이 너무 적으면 놓치는 부분이 많아진다. 검사를 했는데도 놓치는 일이 있어선 안 되므로 건강검진에서는 과도한 선별을 허용한다.

따라서 선별검사에서 이상이 나왔다고 하여 모두 병이 있거나 치료가 필요하다는 뜻은 아니다. 별다른 조치를 하지 않고 경과만 관찰해도 되는 사례가 얼마든지 있다. 대신, 질환의 가능성이 있으므로 2차 건강검진을 통해 자신의 상태를 확실히 알아두는 게 좋다.

2차 건강검진은 일반건강검진에서 이상이 나온 이유를 확인하기 위해 병원에서 보험 진료를 통해 이루어진다. 가령 일반건강검진에서 '혈당 수치가 높다'고 나왔다면 추가로 당화혈색소 검사나 당부하검사를 진행해 당뇨병 여부를 조사한다. 이후 당뇨병이라고 진단되면 치료가 시작된다.

2차 건강검진은 법적으로는 의무가 아니다. 그러나 2차 건강검진을 하지 않으면 애써 받은 일반건강검진이 그저 헛수고에 그치고 만다.

앞에서 '선별'이라는 말에 관해 설명했는데, 건강검진에서 발견되는 이상은 대체로 자각증상을 동반하지 않으므로 당사자로선 병원에 갈 의미를 찾기 어렵다. 하지만 그대로 두면 계속해서 병이 진행된다. 유감스럽게도 고혈압이나 이상지질혈증 같은 만성질환은 보통 증상이 없다.

또한 치료의 목적은 현재의 증상을 호전시키는 데 있지 않다. 5년 후나 10년 후에 발병할 질환으로부터 당신을 지키기 위한 '미래에 대한 투자'다. 이 같은 투자를 미리 하느냐 마느냐가 훗날 자신의 건강과 노후를 판가름하므로 간과해선 안 된다. 지금 당장은 증상이 없더라도 반드시 병원을 방문해야 한다.

근거 정립이 필요한 일본의 건강검진

일본의 건강검진은 1916년의 공장법이 시작이라고 한다. 당시는 현장에 만연한 결핵이나 이질 같은 감염증이 문제였다. 그래서 이러한 감염증을 예방할 목적으로 건강검진이 시작되었다. 그런데 이 역사적인 배경에 조금 주목할 필요가 있다.

그 후 1972년에 노동안전위생법이 제정되었고, 폐결핵을 조기에 발견하고자 일률적인 흉부 X선 검사가 이루어졌다. 여기에 감염증 외의 질병에 대한 파악도 중요시되면서 빈혈이나 간기능을 확인하는 혈액검사와 심전도검사가 1989년에 새로운 항목으로 추가되었다. 그리고 최근 20년간 이른바 생활습관병이 증가하면서 허리둘레, LDL콜레스테롤과 HDL콜레스테롤 측정, 혈당검사[37] 등이 추가되었다.

이러한 검사 항목에 충분한 과학적 근거가 있는가 하면 꼭 그렇지는 않다. 대체로 전문가들에 의한 합의가 이루어지면서 결정된 것으로 보인다.

건강검진에서 흉부 X선 촬영이 시작된 1972년에는 확실히 지금의 10배가 넘는 사람이 폐결핵을 앓았다.[39] 충분히 검증된 방법은 아니더라도 발병률이 높은 시대에 이 같은 검사를 진행하는 일은 어찌 보면 당연하다. 하지만 발병률이 저하된 오늘날에도 여전히 같은 검사가 유효한지는 의문이다.

흉부 X선 촬영이 폐암의 조기 발견으로 이어진다는 시각도 있다. 그러나 흉부 X선 촬영의 선별검사 효과는 지금까지 이루어진 적어도 여섯 차례의 대규모 무작위 임상시험에서 유효성이 부정되었고[40], 미국이나 유럽에서는 폐암 선별검사로 흉부 X선 촬영을 추천하지 않는다는 견해를 밝히고 있다(대신 특정 연령의 위험군에게는 저선량 흉부 CT 검사를 권장한다[41]).

역사적 배경과 근거 사이의 격차는 다른 검사에서도 확인할 수 있다. 예를 들면 심전도검사 역시 임상시험에서 증상이 없고 발병 위험이 낮은 건강한 사람에게는 유효성이 확인되지 않았다. 이런 이유로 미국이나 유럽에서는 권장하지 않는다.[42]

건강검진은 근거를 구축하기 어렵다

애초에 건강검진의 근거는 어떻게 확립될까? 이것은 어떤 항암제에 '충분한 근거가 있다'고 판단할 때와 같다.

가령 항암제라면 이 약이 속임약이나 기존 치료제와 비교해서 환자의 사망률을 떨어뜨리거나 적어도 동등한 효과가 있다는 사실을 임상시험을 통해 보여주어야 한다. 마찬가지로 건강검진에서도 해당 검사를 한 사람과 하지 않은 사람을 비교했을 때 검사를 한 사람이 (질병을 조기에 발견하고 치료하여) 사망률이 낮아진다는 결과를 보여주어야 한다.

그러나 쉽게 예상할 수 있듯, 건강한 사람의 사망률은 암 환자의 사망률에 비해 매우 낮아서 차이가 발생하기 어렵다. 그런 만큼 더 많은 사람을 장기간에 걸쳐 관찰하고 조사해야 한다. 즉, 질환이 있는 사람을 대상으로 하는 연구보다 훨씬 장벽이 높고 실현 가능성이 떨어진다.

그럼에도 미국과 유럽에서는 국제 공동시험 방식으로 다수의 참가자를 모집하여 임상시험을 진행하고 있다. 반면, 일본에서는 아직 이러한 연구 토양이 마련되지 않아서 현재로선 유감스럽게도 다른 나라의 근거를 빌려 써야 하는 상황이다.

미국인의 데이터를 일본인에게 적용할 수 있을지는 당연히 의문이다. 인종에 따라 결과가 달라질 가능성이 충분히 있기 때문이다.

근거가 없는데 검사할 필요가 있을까

'근거는 없어도 검사 자체는 해롭지 않으니 괜찮지 않을까?'라고 여기는 사람도 있을 것이다. 하지만 검사를 하면 일정 확률로 '이상'이라고 판정되는 사람이 나오게 마련이다.

이런 사람은 병원에 가서 추가 검사를 받게 된다. 검사는 때에 따라 몸에 부담이 된다. 검사가 원인이 되어 합병증이 생길 가능성도 있다. 그러면 그만큼 병으로 고생하는 사람이 늘어날 수 있다.

검사로 인한 경제적 부담이나 이상이라는 검진 결과에 따른 심리적 부담도 발생한다. 이는 모두 과잉 검사에서 비롯된 '피해'다. 가격이 저렴한 검사라면 받지 않는 편이 낫다.

미국질병예방특별위원회USPSTF는 최신 근거를 바탕으로 권장항목을 수시로 업데이트하고 있으며, 건강검진의 내용도 시시각각 변한다. 질병의 빈도는 시대미다 달라지므로 질병예방특별위원회의 권장과 그것에 맞춰 변화하는 미국의 건강검진은 시대를 반영한다고 볼 수 있다. 또 연령에 따라 필요한 검사도 달라지므로 연령에 근거해 권장사항을 달리하는 방법도 이치에 맞다.

이에 비해 일본의 건강검진은 역사적 배경이 짙게 남아 있고, 반드시 최신 근거를 바탕으로 하는 것도 아니다. 연령에 따라 항목이 크게 달라지지도 않는다. 아직까지는 한계가 있고, 개선의 여지도 많다.

다만, 근거가 없다는 말을 '검사는 마이너스'라는 뜻으로 받아들이지 않기를 바란다. 플러스일 수도 있고 마이너스일 수도 있다. 어쩌면 지금 일본에서 진행하는 방식이 맞을지도 모른다. 반대로 틀릴지도 모른다. 바로 이를 알 수 없는 점이 문제다.

시대의 흐름을 고려한다면 조금 더 근거가 확립된 검사를 권장하고, 확립되지 않은 검사는 새로운 근거를 쌓도록 노력해야 한다.

예방의료에서
빼놓을 수 없는 암 검진

현재 일본에서 이루어지는 암 검진은 비교적 세계적으로 구축된 근거에 기초하고 있다. 암 검진은 거의 모든 지방자치단체에서 공비로 비용을 부담하고 있으며, 일부만 자기 부담으로 받을 수 있게 되어 있다. 거주지의 자치단체로부터 알림을 받고 정기적으로 검진을 받는 사람도 많을 것이라고 본다.

나라에서 권장하는 암 검진은 위암, 자궁경부암, 폐암, 유방암, 대장암의 다섯 종류다.[43*] 이 가운데 지금까지 밝혀진 근거를 바탕으로 보았을 때 이론의 여지가 많은 게 폐암 검진이다. 그 이유는 앞에서 지적한 대로 흉부 X선 검사의 효과에 대해 부정적인 의견이 많기 때문이다.

이외에도 세부적인 문제가 없지는 않지만 대략적으로 비교하면 미국의 암 검진과 큰 차이가 없다.

'난소암 검진도 해야 한다'라거나 '유방암 검진도 더 일찍 시작해야 한다'고 주장하는 사람이 있을지 모른다. 그러나 현시점에서 여기에 기재한 종류 이외의 암 검진이나, 권장되지 않은 연령을 대상으로 한 암 검진이 정말로 단점을 상회하는지는 아직 확실치 않다. 일부에서는 단점이 장점을 상회한다고 알려진 것도 있다.

한편, 다음 표에 기재되지 않은 검사 중에는 '암에 대한 막연한 불안 심리'를 파고들어 구체적인 근거도 없이 '새로운 검진'이라고 주장하는 비즈니스도 있다. 거듭 강조하지만 장점이 단점을 웃돈다는 확실한 근거도 없

종류	대상자	검진 간격	검사 항목
위암 검진	50세 이상	2년에 1회	· 문진 · 위장조영검사 또는 위내시경검사 중 택일
자궁경부암 검사	20세 이상	2년에 1회	· 문진 · 시진 · 자궁경부의 세포 검사 · 내진

폐암 검사	40세 이상	1년에 1회	· 질문
			· 흉부 X선 검사
			· 객담세포 검사
			  (단, 객담세포 검사는 원칙,
			  50세 이상으로 흡연지수가
			  600 이상인 사람만)

유방암 검사	40세 이상	2년에 1회	· 문진 · 유방 X선 검사
대장암 검사	40세 이상	1년에 1회	· 문진 · 대변 잠혈검사

---

* 우리나라는 여기에 간암 검사(40세 이상 고위험군에 한해)가 추가로 실시된다. 대상자와 검진 간격, 검사 항목에는 조금씩 차이가 있다.

고, 심각한 피해만 우려되는 검사도 적지 않으므로 주의한다.

나라에서 권장하는 대부분의 검사는 많은 국민에게 도움이 된다. 일반 건강검진과 암 검진을 조합하면 심장질환이나 혈관질환, 암의 조기 발견에 대처하는 데 도움이 된다. '예방의료'의 빼놓을 수 없는 하나의 축이다.

검사나 치료를 받을 때 알아두어야 할 '시차'

건강검진 등의 검사를 받을 때 알아두어야 할 개념 중에 '래그타임Lag Time to Benefit[44]'이라는 것이 있다. 의미상 '시차' 정도로 이해하면 된다.

의사들은 검사나 치료가 필요한지 판단할 때 그에 따른 손해와 이익을 저울에 올려놓고 생각한다. '치료'의 손해와 이익은 비교적 이해하기 쉽다. 간단히 표현하면 효과와 부작용이다.

반면, '검사'의 손해와 이익은 조금 어려울 수 있다. 보충해 설명하면 이렇다. 건강검진으로 흉부 X선 검사를 받는다고 하면, 이때의 이익은 '흉부 X선 검사로 이상을 발견한다'가 아니다. 실제로 이상을 발견만 해서는 검사받은 사람에게 아직 아무런 이점이 없다. 건강에 전혀 해가 되지 않는 '이상'이 발견되었다면 일시적인 불안만 안겨줄 가능성도 있다.

건강검진을 받은 사람에게 이익은 질병을 조기에 발견하고 적절한 개입을 통해 건강을 지켜냈을 때 발생한다. 이때 비로소 '이익'이라 할 수 있다.

'흉부 X선 검사를 통해 폐암을 발견했고 조기에 치료하여 완치했다. 만약 흉부 X선 검사를 하지 않았다면 질병의 발견이 늦어져 완치하지 못했을 것이다.'

이렇게 판단될 때 흉부 X선 검사가 '차이'를 만들어 이익이 발생했다고 말할 수 있다.

그렇다면 손해는 어떨까? 흉부 X선 검사를 하면 미량이지만 방사능에 피폭된다. 개인에게는 거의 피해가 없는 양이다. 따라서 사람들은 흉부 X선 검사에는 피해가 거의 없다고 생각할 수 있다.

하지만 앞에서도 언급했듯, 흉부 X선 검사를 통해 건강에 전혀 해가 되지 않는 '이상'을 발견했다고 가정해보자. 일반적으로 흉부 X선 검사만으로는 암인지 양성인지 판단할 수 없다. 그래서 흉부 X선 검사에서 이상이 발견되면 이어서 CT 검사를 하게 된다. CT 검사에서 작은 종양이 발견되면 이번에는 이를 추적 관찰하기 위해 6개월마다 CT 검사를 받아야 한다.

그러다가 조금씩 커지는 모습이 관찰되면 조직검사를 위해 바늘로 찌르는 검사를 해야 할지도 모른다. 바늘로 찌르는 검사를 하다가 출혈이 생기면 2일 정도 입원하기도 한다. 그런데 최종 결과에서는 허무하게도 특별한 치료가 필요 없는 양성으로 판별된다.

조금 극단적인 가정이지만 이런 상황을 떠올리면 검사로 생길 수 있는 '손해'를 이해하기 쉽다.

양성 질환을 확인하는 일 자체는 중요하다. 그러나 그 과정에서 반복되는 CT 검사로 인해 발생하는 피폭과 비용, 바늘로 찌르는 통증, 출혈에 따른 입원 등의 부담은 고스란히 환자가 감내해야 한다. 이러한 부담은 전부 흉부 X선 검사가 초래한 피해다. 왜냐하면 원래는 필요 없는 검사였기 때문이다. 이런 상황에서 검사의 이익이 손해를 상회한다고 자신 있게 말할 수 있을까.

어떤 검사든 손해와 이익이 있다. 손익은 과거의 통계를 바탕으로 각각 어느 정도의 확률로 발생하는지 예측할 수 있다. 예측되는 손익의 균형을 고려해 검사의 진행 여부를 판단한다.

여기서 고려해야 할 점은 검사를 받고 난 후 실제로 이익이 생길 때까지의 '시차'다. 매년 건강검진을 통해 흉부 X선 검사를 받았고, 우연히 이상을 발견했는데 알고 보니 폐암이었다고 해보자. 이때 치료를 통해 완치라는 이익이 발생하기까지는 상당한 시차가 존재한다.

대변 잠혈검사*를 이용한 대장암 검진의 경우에 시차는 10년 정도라고 알려져 있다.[45] 바로 도움이 되는 상황도 있을 수 있지만 평균적으로 이처럼 시차가 긴 검진도 있다는 사실을 이해해둘 필요가 있다.

시차가 있는 검진을 꼭 받아야 할까

시차에 대한 인식이 중요한 이유는 검사받는 사람의 올바른 기대치가

---

* 대변 내 숨겨진 혈액을 찾아내는 비침습적인 검사법으로, 소화기계 출혈이나 대장암 조기 발견을 위한 선별검사다.

곧 올바른 이해로 이어지기 때문이다. 기대치가 잘못되면 '검사만 받으면 바로 결과를 알 수 있다'라거나 '당장 결과를 알지 못하면 소용없다'처럼 성급하게 판단할 우려가 있다. 그러나 대변 잠혈검사 같은 경우에는 1년에 한 번씩 검사해서 10년 후에 '차이'를 만들어낸다.

남은 시간이 한정된 사람에게도 시차 개념은 중요하다. 기령 80세인 당신의 소중한 아버지가 현재 심부전과 당뇨병을 앓고 있고, 남은 시간이 5년 정도로 추정된다고 해보자. 만약 1년 뒤부터 효과가 나타나는 치료가 있다면 남은 5년을 건강히 보내기 위해 지금 당장 그 치료를 받아야 할 것이다.

하지만 10년 뒤의 건강을 지키는 대장암 검사라면 어떨까?

아마 불필요하다고 판단될 것이다. 이처럼 시차는 시간이 한정된 사람이 꼭 필요한 검사와 치료에만 집중하고, 불필요한 것은 과감히 제거할 때도 참고가 되는 지표다.

건강검진에는 검사부터 이익이 발생할 때까지 시차가 존재하는 항목이 다수 포함되어 있다. 따라서 연령이나 지병에 따라서는 오히려 받지 않는 편이 낫다고 판단되는 검사도 있다. 검사나 치료의 필요성을 생각할 때는 검사에 따른 손익, 개인의 가치관, 그리고 시간문제까지 포함해 다각도로 판단하는 게 바람직하다. 아울러 생애 단계에 따라 필요한 검사나 치료가 달라질 가능성도 염두에 둔다.

예방접종은 받는 편이
좋은 이유

예방의료 측면에서 건강검진 다음으로 알아야 할 사항이 '예방접종'이다. 인류의 진화와 번영의 역사는 예방접종을 빼놓고는 말할 수 없다. 효과적인 예방접종이 출현하고 아이들에게 널리 접종하는 과정에서 인류를 위협해온 감염증이 대부분 극적으로 감소했고, 그중에는 근절된 것도 있다.[46] 이 점이 인류의 수명 연장에 크게 공헌했다.

또한 예방접종은 접종한 개개인의 건강과 수명뿐 아니라 '집단면역'을 통해 사회 전체를 지켜왔다.[47]

'백신 기피 현상은 효과적인 백신이 만들었다'라는 역설이 있다.[48] 다수의 효과적인 백신이 출현하면서 인류를 위협하는 감염증이 주변에서 사라졌기 때문에 현대인은 그 고마움을 체감할 수 없게 되었고, 경우에 따라 부작용이 나타나면서 '백신은 의미가 없다'라는 주장이 통하게 된 것이다. 실제로는 백신이라는 것이 개발되고, 이것을 모든 사람이 당연하게 맞아서 퇴치할 수 있었는데도 말이다.

여기에서는 먼저 예방접종이 어떤 원리로 작동하는지부터 살펴보도록 하자.

예방접종은 '몸의 재난훈련'

예방접종이란 비유하자면 이른바 재난훈련이다. 천재지변이 생겼을 때 피난 방법이나 몸을 지키는 방법을 전혀 모르면 피해를 입을 확률이 높아진다. 사전에 '이런 재해가 닥치면 이렇게 피한다, 몸은 이렇게 지킨다'라고 재난훈련을 통해 시뮬레이션을 해둔다면 피해가 전혀 없지는 않더라도 확률은 낮출 수 있다.

예방접종이라는 재난훈련은 '면역'을 훈련한다. 사람의 몸을 하나의 마을이라고 가정하면 면역은 흡사 마을의 경찰 시스템과 같다. 면역은 일상적으로 마을의 치안을 지켜준다. 나쁜 사람(병원체)이 조금 공격해도 경찰(면역)이 바로 단속하여 퇴치하므로 마을(몸)의 치안(건강)이 유지된다. 그래서 세균이나 바이러스가 공존하는 세상에서 우리는 건강을 심각하게 해치지 않고 살 수 있다.

그렇지만 만약 여러 명의 강력 범죄자가 한꺼번에 공격해오면 어떻게 될까? 파출소의 경찰만으로는 완벽히 대응할 수 없어서 지원 요청을 해야 한다. 지원 요청을 하는 동안에도 범죄자들의 공격은 계속되어 마을은 순식간에 피해를 입게 된다. 이렇게 감염증이 발생하는 것이다.

경찰관도 당하고만 있지는 않다. 한 차례 피해를 본 경험이 있으면 이를 기억해두기 때문이다. 그래서 다음에 똑같은 범죄자가 침입하면 바로 범죄자의 얼굴을 식별하고 특수부대를 출동시켜 심각한 피해를 입기 전에 대처한다. 이처럼 면역은 한 번 경험한 감염증에 대해 두 번 다시 피해를 입지 않도록 기억해둔다.

그렇다면 예방접종이라는 이름의 재난훈련은 어떤 식으로 진행될까? 이때는 실제 범죄자, 즉 '병원체'를 데려오면 무슨 일을 벌일지 모르므로 범죄자와 똑같은 모형을 준비한다. 경찰은 그 모형을 이용해 인상착의는 어떻고 행동거지는 어떤지 시뮬레이션을 한다. 다시 말해 안전하게 훈련할 기회를 확보하는 것이다.

물론 모형을 이용한 훈련으로도 훈련 중에 마을 일부가 피해(부작용)를 볼 가능성은 있다. 그렇지만 어디까지나 모형이기에 심각한 피해는 우려하지 않아도 된다. 나중에 진짜 범죄자가 침입하면 이런 훈련 경험을 되살려 손쉽게 퇴치가 가능해진다.

예방접종은 일상 속의 재난훈련과 마찬가지다. '재난을 피하면 된다'고 생각하는 사람도 있겠지만, 긴 인생에서 힘든 상황은 언제든 생기게 마련이다. 일상의 훈련은 그럴 때 강력한 효과를 발휘한다. 훈련의 보람도 느낄 수 있다. 무슨 일이든 터진 뒤에는 늦을 때가 많다. 그래서 사전 대비가 매우 중요하다.

성인에게 필요한 예방접종 목록

그렇다면 실제로 어떤 백신이 필요할까? 대부분의 사람은 어렸을 때 필요한 예방접종을 실시하기 때문에 이것이 평생에 걸쳐 크든 작든 효과를 발휘한다. 그리고 그 수혜는 (좀처럼 체감하기는 어렵지만) 어른이 되어서도 지속된다. 다만, 시간이 지나면서 효과가 감소해 수시로 업데이트해야 하는 것도 있고, 스스로 일정을 관리해야 하는 것도 있으니 잠시 확인해보기로 하자.[49]

1 코로나19백신

'세상 사람이 다 아는' 백신이 된 코로나19백신은 이제 시대의 필수 품목이 되었다. 앞으로 얼마큼의 빈도로 접종해야 할지 아직 알 수 없지만, 갱신되는 정보에 귀를 기울이면서 필요시 업데이트해야 한다. 독감과 마찬가지로 1년에 한 번 맞는 백신이 될지도 모른다.

2 독감백신

독감백신도 모든 성인을 대상으로 하는 백신이다. 독감은 매년 그 양상이 달라지므로 (유행하기 전에) 1년에 한 번씩 새로 맞아야 한다. 매년 맞게 되면 입원을 예방하는 효과를 높일 수 있다고 한다.[50]

현재 사용되는 불활성화백신inactivated vaccine은 효과가 약하다는 지적이 있어서 앞으로는 독감백신도 mRNA 백신 같은 새로운 플랫폼이 도입될 가능성이 있다.

3 파상풍백신

파상풍백신은 10년에 한 번 업데이트해야 하는 백신이다.[51] 파상풍을 일으키는 세균은 자연계의 흙속에 살고 있어서 평소에는 그다지 문제되지 않는 감염증이지만, 넘어져서 상처가 생기면 문제가 될 수도 있다. 상처로 인해 피부 장벽이 손상되면서 흙속에 있는 세균이 몸 안으로 들어올 수 있기 때문이다. 백신을 다시 맞으면 별다른 문제가 생기지 않지만 감염되면 몸의 근육이 경직되고 많은 사람에게 후유증을 남기는 병이다. 10년에 한 번은 추가로 접종할 필요가 있다.

파상풍백신을 포함한 삼종혼합백신이 일본에서 전국적으로 사용된 것은 1968년이지만, 일시적으로 접종률이 떨어진 시기가 있었으므로 백신 접종 이력이 없는 사람이 일정 인원 존재한다. 이런 사람은 총 3회 접종이 필요하다. 농작업 등 파상풍 위험도가 높은 일에 종사하는 중년이나 노년은 기초 면역을 획득할 목적으로 백신을 접종하는 것이 바람직하다.

4 홍역과 풍진백신

홍역과 풍진백신은 기본적으로 어려서 맞는 백신이지만 정기예방접종에 포함된 것은 홍역백신이 1978년 10월부터였고, 풍진백신은 초반에 여성에게만 접종이 이루어졌다. 따라서 1962년 4월 2일부터 1979년 4월 1일 사이에 태어난 남성 중 항체 수치가 낮은 사람은 정기접종의 대상이 된다.

자신이 백신을 맞았는지 안 맞았는지, 혹은 항체 수치가 충분한지 충분하지 않은지 모를 때는 의료기관에서 혈액검사를 하면 확인할 수 있다. 확실하지 않다면 조사해보는 것도 좋은 방법이다. 수치가 낮을 때는 추가 접종이 권장된다.

5 대상포진백신

대상포진백신은 50세 이상에게 필요하다. 예방접종 효과가 매우 높아서 임상시험에서 대상포진 예방에 90퍼센트가 넘는 유효성이 확인되었다고 한다.[52]

대상포진은 목숨을 위협하는 질환으로 발전하지는 않지만 오랫동안 통증을 남기고 장기간에 걸쳐 생활의 질을 떨어뜨릴 수 있어서 성가신 병이다. 50세가 되면 2개월 간격으로 2회 접종이 필요하다.

6 폐렴구균백신

폐렴구균백신은 원칙적으로 65세 이상이 대상이나, 천식이나 폐기종 같은 지병이 있을 때는 65세 미만에도 장려된다. 지병이 있는데 아직 맞지 않았다면 주치의와 상담하도록 하자.

7 HPV(사람유두종바이러스)백신

HPVhuman papillomavirus백신은 어려서 맞지 않았다면 적어도 26세까지의 남녀에게 권장된다. 또 26세 이전보다 이점이 줄어들기는 하지만 27세 이후에도(45세 정도까지) 미접종일 때는 개별적으로 상담해 접종 여부를 결정한다.

HPV 감염증은 자궁암으로 이어지는 감염증이다. 일본에서는 오랫동안 접종을 보류했지만 중요한 백신 중 하나다. HPV백신 접종은 2013년 6월 이후 적극적인 장려를 유보했다가 2022년 4월부터 정식으로 재개되었다. 1997년부터 2005년 사이에 출생한 여성은 접종 기회를 놓쳤을 가능성이 크니 2022년 4월부터 2025년 3월까지 따라잡기 접종을 통해 실시한다.

8 그 밖의 백신

지금까지 소개한 종류 이외에도 해외여행을 갈 때 방문하는 나라별로 필요한 예방접종이 있다. 해외여행을 계획할 때는 마음이 들뜨고 짐 꾸리기에 집중하기 쉽지만, 자신이 방문하는 나라에서 어떤 감염증이 유행하고 어떤 예방접종을 받아야 하는지 확인이 필요하다. 해외에서 병에 걸리면 보험이나 언어 문제도 발생하므로 미리 예방할 수 있는 질병이라면 막는 편이 좋다.

어떤 나라에서 예방접종이 필요한지는 '후생노동성 검역소의 웹사이트(www.forth.go.jp/useful/vaccination.html)*'를 통해 간단히 확인할 수 있다. 해외에 갈 때 권장되는 백신 중에 빈도가 높은 것으로는 A형간염백신과 광견병백신 등이 있다. 자신의 접종 상황과 비교해 놓친 것이 있다면 가까운 의료기관에서 꼭 상담을 받아보자.

질병을 예방하는
식생활로 전환하자

건강검진, 예방접종에 이어 마지막으로 질병 예방에 중요한 요소는 '생활습관'이다. 어찌 보면 앞의 두 가지를 뛰어넘는 가장 기본적이면서 핵심적인 사항이 아닐까 싶다.

생활습관 중에서 운동이나 담배 등은 앞에서 다루었으므로 여기서는 식생활에 대해 알아보자. 노화로 생기는 만성질환 중에는 식사와 밀접한 관련을 보이는 질환이 적지 않고, 식생활 개선을 통해 예방할 수도 있다. 그렇다면 질병을 예방하는 식사란 어떤 것일까?

---

* 우리나라는 질병관리청 홈페이지(http://www.kdca.go.kr) 또는 콜센터 1339에서 국가별 감염병 발생 정보와 예방접종 권장 목록을 확인할 수 있다(질병관리청> 해외감염정보> 해외여행건강정보> 해외감염병예방수칙).

1장에서 말한 것처럼 '적절한 영양'이란 연령이나 치료 중인 지병, 기호 등에 따라 크게 달라진다. 이를 전제로 여기서는 세부적인 차이까지 다루기 어려우므로, 과학적으로 밝혀진 내용을 바탕으로 고혈압, 비만, 심장질환, 혈관질환, 암 등 발병 빈도가 높은 질환을 예방하는 식생활의 예를 소개한다.

건강하게 오래 사는 사람들은 무얼 먹고 마실까

질병을 예방하는 식사법으로 잘 알려진 것에는 DASH 식단과 지중해식 식단이 있다. 이 중 지중해식 식단은 치매 예방에 도움이 되는 식사로서 소개하기도 했는데, 다른 질병에는 어떤 예방 효과가 있는지 함께 알아보자.

먼저 DASH 식단은 'Dietary Approaches to Stop Hypertension(고혈압을 막기 위한 식이요법)'의 약어로 과일과 채소, 통곡물, 견과류, 저지방 유제품을 섭취하고 염분과 붉은 고기, 단 음식을 삼가며, 1일 지방 섭취량을 25퍼센트 미만으로 제한하는 식사법이다. 중요한 포인트는 저염, 저당, 저지방으로 식이섬유를 비롯해 칼륨이나 칼슘, 마그네슘 등이 풍부한 음식들로 구성되어 있다.

이 식사법은 미국 국립보건원에서 고혈압 환자를 위해 개발했으며, 다양한 언론 매체를 통해 '최고의 식단'으로 선정되기도 했다. 미국 내과학회지에 따르면 이 식단을 꾸준히 수행한 중년 여성의 경우 관상동맥질환 및 뇌졸중 위험이 감소했다고 한다.

DASH 식단은 따라 하기 쉽고 영양 밸런스가 높으며, 체중감량 효과도 뛰어난 것으로 알려져 있다. 당뇨병과 심장병을 예방해준다는 점에서도 극찬을 받고 있다.

지중해식 식단의 특징은 신선한 해산물과 채소를 즐겨 먹는다는 점이다. 채소 섭취량을 늘리면서 올리브유, 견과류, 생선 등으로 건강한 지방과 단백질을 보충하는 식사법이라 할 수 있다.

주된 식재료로는 채소, 과일, 통곡물, 콩류, 견과류, 씨앗류가 포함되고, 지방의 주요 공급원으로 올리브유가 권장된다. 여기에 가볍게 와인 한 잔도 곁들인다. 생선과 닭고기, 유제품은 소량에서 중간 정도까지 섭취가 허용되고, 이른바 붉은 고기라고 불리는 쇠고기나 양고기는 거의 섭취하지 않는다. 지중해식 식단에서는 1주일에 두 번 이상 생선과 같은 해산물 섭취가 권장되는데, 이는 불포화지방산의 일종인 오메가3지방산이 풍부한 음식으로 좋은 지방과 단백질을 보충하기 위함이다.

지중해식 식단은 의료진이나 대중 매체가 건강에 도움되는 '세계 최고의 식단'을 꼽을 때 가장 많이 언급되기로 유명하다. 특정한 음식만 먹거나 완전히 끊어야 하는 음식 없이 균형 잡힌 식사를 하도록 돕기 때문일 것이다. 또한 혈관 건강을 돕고 당뇨병 발생 위험을 줄여주며, 콜레스테롤과 중성지방 수치를 낮춰준다는 연구 결과도 많다. DASH 식단과 지중해식 식단은 기본적으로 가공식품과 정제곡물, 단 음식, 설탕이 든 음료 섭취를 배제한다.

두 식단이 다른 식사법과 차별되는 큰 이유는 병을 예방하는 식단으로 과학적인 검증을 받았다는 데 있다. DASH 식단은 대장암과 심혈관질환의 위험 감소와 관련성을 보였고[53], 지중해식 식단은 무작위 임상시험을 통해 심혈관질환의 위험 감소와 연관성을 보였다.[54] 이런 이유로 고혈압이나 심장질환이 있는 사람에게 두 식사법을 추천할 때가 있다.

물론 일반인도 충분히 시도할 가치가 있는 식사법이다. 조금씩 뱃살이 붙고 고혈압이나 당뇨 등 없던 병이 생기기 시작하는 중년이라면 더더욱 실행해볼 가치가 있다. 아직 큰 병은 없으나 점차 몸이 피곤하고 무거워질 때, 이러한 식사법을 실천하면서 운동을 생활화하면 그것이야말로 최고의 노후를 만드는 강력한 무기가 될 것이다.

건강식품을 믿지 마세요

앞의 두 식사법 이외에 특정 식품이나 식사법을 두고 '○○는 몸에 좋다', '○○는 △△에 효과가 있다'는 단정적인 선전도 있기는 하지만, 일반적으로 특정 식품이나 식사법과 건강의 인과관계를 밝히는 것은 쉽지 않다. 이러한 광고는 대부분 다음과 같은 내용을 근거로 한다.

하나는 영양성분 등에 기초한 '탁상공론'이다. 예를 들면 '이 식품에는 비타민 C가 많이 포함되어 있어서 항산화효과가 있다. 따라서 건강에 이롭다'와 같은 식이다.

얼핏 문제가 없어 보이지만, 실제로는 비타민 C를 얼마만큼 섭취하면 어느 정도 효과가 있는지 그다지 밝혀진 바가 없고 항산화 작용이 어떤 식으로 몸을 지켜주는지도 명확하지 않다. 그렇지만 사람들을 솔깃하게 만들기에는 충분한 표현이다.

또 경험담이 근거가 되기도 한다. '유명인이 하는 다이어트법', '□□ 씨가 △△을 먹은 뒤로 감기에 걸리지 않는다', '○○을 먹었더니 컨디션이 좋아졌다' 같은 것들이다.

물론 사실일 수도 있고, 인과관계가 있을 수도 있다. 하지만 대부분은 타이밍의 문제로 우연히 효과를 느꼈을 가능성이 크다.

'○○을 먹게 되면서 몸이 좋아졌다'라는 말은 ○○을 먹은 '뒤에' 몸이 좋아졌다는 시간적인 순서를 보여주는 것일 뿐, ○○을 먹었기 '때문에' 좋아졌다는 인과관계를 보증하지는 않는다. 여기에는 우연성이나 기타 요인이 기여했을 가능성이 커서 실제로는 인과관계를 나타내지 않을 때가 많다.

식품과 건강의 인과관계는 증명하기가 쉽지 않을뿐더러 아직 밝혀지지 않은 부분도 많다. 앞에서 소개한 염분을 삼가고 과일을 늘리는 DASH 식단 같은 일부 식사법은 그 근거가 확립되고 있으므로 현시점에서 정확한 근거를 바탕으로 한 '건강한 선택'이라고 할 수 있다. 하지만 '○○을 먹으면 병이 낫는다'라고 하는 식품은 거의 알려진 바가 없다.

그렇다고 해서 그 식품을 먹지 말라는 뜻은 아니다. 단지 '○○가 건강에 이롭다'라는 말에 지나치게 현혹되어 식사 균형을 깨뜨리면 절대 건강으로 이어지지 않으며, 결과적으로는 건강에 해로울 수 있으니 주의가 필요하다는 뜻이다.

'믿는 자가 구원받는다'고 하지만, 지나친 믿음보다는 균형 있는 식사가 더 중요하다. 또 나이들수록 몸에 좋다는 한 가지를 고집하기보다 골고루 규칙적으로 먹는 게 바람직하다. 그러한 식사가 노쇠 예방과 관리에도 도움이 된다.

좋아하는 음식을 먹는 행복에 대하여

G씨는 혈액암을 진단받고 항암제 치료를 받던 남성이다. 그의 아내는 남편의 암이 낫는다면 무슨 일이든 한다는 마음가짐으로 '암에 좋은 식사법'에 관한 책을 닥치는 대로 읽었고, 그렇게 알게 된 정보들을 토대로 남편에게 되도록 '암에 효과가 있다'고 알려진 식사를 하게 했다.

세상 사람들이 건강에 좋다고 하는 방법을 철저히 지키기 위해 염분을 극도로 제한하고 간장도 사용하지 않았다. 또 '당질이 암에 나쁘다'라는 말을 듣고 G씨가 가장 좋아하는 아이스크림도 끊게 했다. 이 모든 게 남편에 대한 애정에서 나온 행동이었다.

그런데 G씨의 체중은 하루가 다르게 쑥쑥 줄어들었다. 아내는 남편의 건강을 위해 영양 면에서 최선을 다하고 있었으므로 체중감소는 모두 항암제 탓이라고 생각했다. 실제로 항암제 부작용의 가능성을 고려해 구토

억제제를 바꾸고 항암제를 조정하는 상담을 진행하기도 했다.

어느 날 G씨와 상담하면서 최근의 식생활에 관해 이야기를 나누었는데, 그 와중에 뜻밖의 이야기를 들을 수 있었다. G씨는 '구토가 나는 기간은 항암제를 투여하고 2~3일 정도다. 그 외에는 구역질도 나지 않고 식욕도 없지 않다. 디만 아내가 최근에 만드는 요리가 입에 맞지 않는다'고 말했다. 또 먹을 수 있는 음식이 제한되자 자연스럽게 먹는 양이 줄었다고 털어놓았다.

나는 남편의 속마음을 전할 필요가 있다는 생각이 들었다. 그래서 G씨의 아내에게 남편을 위해 열심히 공부하고 최선을 다하는 모습에 감사와 존경을 표하면서 이렇게 말했다.

"건강에 좋다는 음식 중에 암을 직접 치료하는 효과가 있다고 알려진 것은 아쉽게도 없습니다. 암에 효과가 있다는 음식도 어디까지 효과가 있는지 잘 모르고, 그것들만 쏙쏙 골라서 먹는다고 되는 것도 아니에요. 저는 남편의 체중이 계속 줄어서 매우 걱정입니다.

물론 항암제 영향도 있겠지요. 항암제로 인해 식욕이 떨어질 때도 분명히 있습니다. 하지만 그럴 때는 맛있는 음식을 먹으며 잠시라도 즐기는 일이 중요합니다. 부인께서 생각하듯이 음식은 치료의 한 부분입니다. 이대로 계속 체중이 줄면 몸이 약해져서 효과가 입증된 치료조차 받지 못할 수 있습니다. 식욕이 없을 때는 건강에 나쁘다고 하는 아이스크림이나 과자도 영양이 되고 남편의 건강과 체중 유지에 도움이 됩니다. 이럴 때일수록 음식의 종류를 너무 제한하지 마시고, 남편이 먹고 싶어하는 것을 존중해주세요."

4장 질병을 예방한다, 현명하게 동행한다

부인은 나의 조언에 깊이 공감하며 이해해주었다.

식사를 원래대로 돌리자 체중감소가 멈추었고 컨디션도 조금씩 회복되었다. 나중에 G씨는 '항암제를 투여한 뒤에도 아이스크림은 맛있다는 걸 알았어요'라며 웃었다.

건강을 위한 식사가 때로는 건강에 해로운 식사가 되기도 한다. 반대로, 건강에 해로운 음식이 건강을 유지해주는 음식이 되기도 한다. 아이스크림 덕분에 G씨의 식생활은 크게 호전되었다.

좋아하는 음식을 먹는 행복은 때로 그 무엇과도 바꿀 수 없다. 음식을 빼앗으면 건강을 빼앗는 결과로 이어질 수 있다. 식품을 고를 때는 주변 사람들의 말이나 광고에 현혹되어 특정한 품목만 고집하지 말고, 마음의 건강도 챙기면서 유연하게 선택하도록 하자.

술을 마신다면
이 정도로

'술은 모든 약의 으뜸'이라고 불리기도 하므로 어느 정도는 건강에 이롭다고 여기는 사람이 많을 것이다. 그런데 술과 건강의 관계를 따질 때는 '건강'이 어떤 의미로 쓰이느냐에 따라 적당량의 기준이 달라진다.

과도한 음주가 갖가지 건강 문제를 일으키는 것은 명백한 사실이다. '과음하면 간이 망가진다' 혹은 '건강검진 전에는 술을 삼가야 간 검사에

적당한 음주량^{57,58}

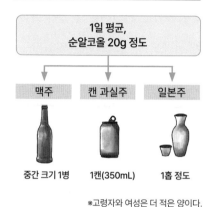

| 1일 평균, 순알코올 20g 정도 |
| 맥주 | 캔 과실주 | 일본주 |
| 중간 크기 1병 | 1캔(350mL) | 1홉 정도 |

*고령자와 여성은 더 적은 양이다.

서 걸리지 않는다' 같은 말처럼 사람들은 술이 간에 문제를 일으킨다는 사실을 잘 알고 있다. 이 밖에도 술은 다양한 질환과 관련이 있다. 널리 알려지지 않은 사실일지 모르지만 암과 관련된 보고도 수없이 많다.

구체적으로는 식도암, 유방암, 두경부암 등이 관련을 보인다고 한다.[55] 미국에서는 한창 일할 세대의 10명 중 1명이 알코올과 직접 연관된 건강 문제로 목숨을 잃는다고 한다.[56]

매일 마시는 술로 인해 자신도 모르는 사이에 의존증이 생기기도 한다. 알코올의존증에 빠지면 '더 마시면 안 된다'는 사실을 알면서도 멈출 수가 없어서 점점 더 건강을 해치게 된다.

물론 한편으로는 술이 고된 하루의 휴식이나 소통의 윤활유 역할을 제공하기도 한다. 인간관계를 하려면 도저히 술을 피하지 못할 때도 있다. 필요나 분위기에 따라 마시되 문제를 일으키지 않는 선을 지키고자 한다면, 그것은 어느 정도일까? 술은 어느 정도가 적당량일까? 여기에는 참고가 될 만한 다양한 지침이 있다.

일본의 후생노동성이 발표한 지침에 따르면 적당한 음주는 '1일 평균, 순알코올 20그램 정도'라고 한다.[57] 이는 맥주일 경우 중간 크기로 1병, 7퍼센트의 과실주일 경우 350밀리리터 1캔, 일본주일 경우 1홉(180밀리리터)

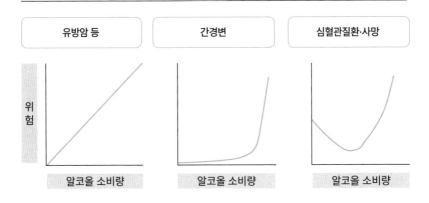

정도에 해당한다.[58] 다만, 고령자와 여성은 알코올로 인해 장기의 장애를 일으키기 쉬워서 더 적은 양이 요구된다.

이렇게 적당량이 정해진 이유는 음주량과 심혈관질환 및 사망 위험 사이에 관련성이 인정되는 'J커브'가 존재하기 때문이다.[58] 적당량의 음주를 하는 사람이 심장질환이나 사망 위험이 가장 낮다는 상관관계가 인정된 것이다.

그렇지만 이것이 '적당량의 술을 마시면 오래 산다'라는 뜻은 아니다. 왜냐하면 자제하고 적당량의 술을 마시는 사람은 다른 사람보다 식생활에 더 신경을 쓰는 경향이 있어서 이것이 결과적으로 장수로 이어졌을 가능성이 있다. 아니면, 건강이 나빠서 술을 마시지 않는 사람이 전혀 술을 마시지 않는 사람 중에 다수 포함되어 있어서 술을 마시지 않는 사람의 위험이 더 크게 나타났을 가능성도 있다.

한편, 유방암의 경우에는 맥주로 1일 1컵이 되지 않는 양을 '이따금' 마시는 정도만으로도 전혀 마시지 않는 사람보다 발암 위험이 커진다고 한다.[59] 이처럼 음주량이 증가할수록 그에 비례해 위험이 증가하는 질환도 있다. 따라서 유방암의 발병 위험을 생각하면 술은 전혀 마시지 않는 편이 나을 수 있다. 실제로 이를 근거로 술을 아예 마시지 말라고 권하는 전문가도 있다.

이와 같은 다양한 근거를 바탕으로 '1일 평균, 순알코올 20그램 정도'(여성은 여기에서 2분의 1이나 3분의 2)라고 하는 '적당량'이 정해진 것이다.

커피 4잔까지는 노화 예방에 도움이 될 수 있다

커피는 노화에 이로울까, 아니면 해로울까? 우울증 예방에서도 언급한 커피에 대해 다시 한번 알아보도록 하자.

커피가 몸에 좋다는 근거로는 커피가 몇몇 질환의 발병률 감소와 관련성을 보인다는 점을 들 수 있다. 여기서 '몇몇 질환'이란 파킨슨병[60], 알츠하이머병[61], 2형 당뇨병[62] 등을 가리킨다. 다만, 커피가 이들 질환의 발병 위험을 낮춘다고 해도 어떤 식으로 낮추는지, 그 원리에 대해서는 아직 밝혀진 바가 없다.

또한 커피는 사망 위험의 감소와도 관련성을 보인다고 한다. 메타분석법*을 이용하여 17편의 연구를 분석한 논문에 따르면, 1일 3~4잔의 커피가 사망 위험을 16퍼센트 감소시킬 가능성이 있다고 한다.[63]

4장 질병을 예방한다, 현명하게 동행한다

이러한 연구 결과를 보면 커피는 건강에 도움이 되는 측면이 있을 수 있다.

그렇다면 커피의 부작용에는 어떤 것들이 있을까?

카페인 섭취에 따른 단기 부작용으로는 두통, 불안, 손떨림, 가슴 두근거림, 불면 등이 널리 알려져 있다.[64] 장기 부작용으로는 불안장애와의 관련성을 암시하는 보고가 있지만 인과관계는 아직 밝혀지지 않았다.

빈뇨 증상과도 관련이 있어서[65] 전립선 비대가 있는 남성은 증상이 악화할 가능성이 있다. 나 역시 전립선 비대로 약을 복용하는 환자 중에 평소 마시는 커피가 빈뇨를 일으키는 사례를 몇 차례 접한 적이 있다. 의외로 놓치기 쉬운 부분이다.

또 볶은 커피 원두에는 동물에게 발암성이 있는 아크릴아마이드 acrylamide라고 하는 물질이 포함되어 있어서 커피의 발암작용을 우려하는 견해도 있다. 다만, 지금까지 이루어진 커피 섭취와 암 발병 관련성을 조사한 연구에서는 연관성이 정확히 확인되지 않아서 사람에게 암이 생길 가능성은 낮다고 결론 내리고 있다.[66]

일반적으로 안전한 카페인 섭취량은 1일 400밀리그램까지라고 알려져 있는데[67], 이는 커피잔으로 3~4잔 정도에 해당한다. 이 정도의 섭취량을 넘기면 앞서 소개한 부작용 위험이 증가한다. 또 드물기는 하지만 심장 부정맥의 가능성이 지적되기도 한다.

현재로서는 커피를 마셔야 하는 이유도, 마시지 말아야 하는 이유도 확

---

* 기존의 연구 문헌을 분석하는 방법으로 개별 연구에 비해 정밀도가 높다.

실하지 않다. 그러나 건강에 도움이 될 가능성을 지적한 연구가 많이 존재하므로 '부작용'이 생기지 않는 범위 내에서 적당량을 즐기는 정도라면 문제되지 않으리라 본다.

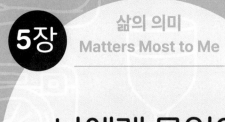

삶의 의미
Matters Most to Me

나에게 무엇이
중요한가

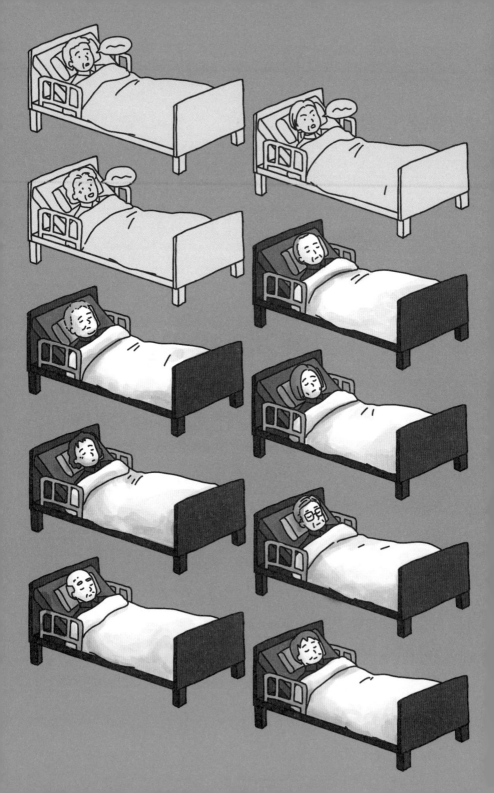

죽음을 앞둔
사람의 약 10명 중
7명은 스스로 의사를
결정할 수 없다[1]

사람마다 다른
인생의 우선순위

어느 해의 연말이었다.

"연말연시에는 일이 제일 바쁜데, 하필 이럴 때 몸이 좋지 않으니 힘드네요. 그냥 감기일 거예요."

이렇게 말하는 H씨를 진찰하며 나는 '그냥 감기'가 아니라는 사실을 직감했다. 얼굴색이 나쁘고 눈꺼풀결막에는 빈혈도 있었다. 손바닥에도 혈색이 없는 것으로 보아 중증 빈혈임을 알 수 있었다.

"바로 혈액검사를 해봅시다."

검사 결과를 보니 예상대로 심각한 빈혈이 있었고, 혈액 속에 존재해서는 안 되는 것이 발견되었다. 혈액암 세포였다.

암이 강력히 의심되어 골수검사라고 하는 추가 검사를 진행했다. 검사실의 현미경을 통해 들여다보니 역시 의심의 여지없는 암이었다. 나는 머릿속에 떠오르는 여러 생각들을 정리하며 환자에게 조심스럽게 이 사실을 알렸다. 그리고 마지막에 이렇게 덧붙였다.

"오늘 당장 입원하는 게 좋겠습니다."

그런데 H씨와 그의 부인은 오늘은 꼭 돌아가야 한다면서 일이 일단락되는 새해 초에 입원하고 싶다고 했다. 30분 정도 계속 설득했지만 두 사람은 마음을 바꾸지 않았다. 결정을 존중하여 일단 수혈만 하고 집으로 돌려보냈다. 대신, 돌아가는 길에 한 가지를 부탁했다.

"일, 가족, 돈… 세상에는 중요한 것들이 많다고 생각됩니다만, H씨에게 가장 소중한 것은 무엇인가요? 다시 한번 곰곰이 생각해보세요."

그날, 모든 진료를 마치고 밤늦게 H씨에게 전화를 걸었다. 어쩐지 내내 마음에 걸렸기 때문이다. 몸 상태를 확인하고 나서 앞으로의 계획에 관해 이야기를 나누었다. 그리고 통화를 마무리할 때쯤 내가 했던 질문에 대한 답을 들었다.

"건강하게, 아내와 함께 앞으로도 일을 계속하고 싶습니다. 이게 가장 소중합니다."

그래서 나는 이렇게 제안했다.

"이번 연말에는 일하지 못해서 금전적으로 힘들지 모르지만, 사기 당했다고 생각하고 내일부터 입원하면 어떨까요. 내년에도 후년에도 부인과 계속 일하고 싶다는 소원을 이루기 위해 연말연시에 힘내서 치료해봅시다. 이대로 치료하지 않고 해를 넘기려다간 되레 새해를 맞이하지 못할까 걱정입니다."

H씨는 잠시 고민하는 듯하더니, 더는 외면하지 않고 다음 날 입원하기로 결정했다. '더 이상 영업을 지속할 수 없다'는 판단하에 가게를 정리하고 입원했다.

남편의 건강도 문제지만 치료비도 정말 걱정이라고 부인은 솔직하게 털어놓았다. 부인으로선 그간 쌓은 모든 것을 잃었다는 심정이 들었을지도 모른다. 나 역시 그러한 결단을 내리게 하는 과정이 매우 힘들었고, 눈물을 흘리며 망연자실하던 부부의 얼굴을 보고 마음도 아팠다. 하지만 일단 병으로부터 살아남는 일이 중요했다.

입원생활은 결코 평탄하지 않았다. 이미 틀렸다는 생각이 드는 순간도 있었다. 너무 걱정되어 밤중까지 병원에 남아서 침대 곁을 지킬 때도 있었다. 부인에게 '각오해두세요'라는 가혹한 말을 몇 번이나 해야 했다. 하지만 H씨의 눈에는 '반드시 이겨내겠다'는 의지가 있었다. 그 눈빛을 지금도 잊지 못한다.

약 반년에 걸친 입퇴원과 항암제 치료를 견뎌낸 H씨는 암세포가 완전히 사라진 '관해'라는 상태에 들어갔다. 나는 결과를 받던 날 진료실에서 부부와 함께 눈물을 흘리며 기쁨을 나눴다. 가게까지 접게 해서 정말 미안했다고 진심을 전했다.

H씨는 퇴원 후 몇 달 동안 재활치료를 받았다. 그러고 나서 다시 가게

문을 열었다고 연락이 왔다. 나는 연말에 가게를 깜짝 방문했다. 주방에 있던 두 사람은 내 모습을 발견하자 하던 일을 멈추고 반갑게 맞이했다. 둘 다 건강하고 밝아 보였다.

"그때 선생님이 설득하지 않았다면 이 가게는 없었을 겁니다. 정말로 고맙습니다. 선생님은 제 생명의 은인이에요."

두 사람은 내 손을 꼭 잡았다.

"모든 것은 치료에 대한 두 분의 의지와 훌륭한 약 덕분입니다. 약속대로 올해 안에 가게를 다시 열 수 있게 되어 다행이고, 그저 감사할 따름입니다."

나는 지난해 연말을 빼앗은 몫까지 톡톡히 값을 치르려고 많은 요리를 주문했다.

돌이켜보면 당시 나는 완전히 무아지경이었다. 일과 생활, 그리고 갑작스러운 암 진단 사이에서 갈피를 잡지 못할 때 가장 중요한 것은 무엇일까. H씨의 사례가 말해주듯 '삶의 의미'를 우선한 결정이 아닐까.

아마도 우리는 인생의 후반이 되어갈수록 이런 절체절명의 순간을 '불시에' 맞이하게 될 것이다. 그리고 그럴 때 도움을 주는 것은 이런 질문에 대한 자기만의 답일 것이다.

'내 인생에서 가장 중요한 것은 무엇일까.'

'내 삶에서 무엇을 우선해야 할까.'

물론 대다수 사람에게 현실은 그렇게 간단치 않다. 계속되는 고민으로 제대로 판단을 내리지 못할 때도 많다. 때로는 가족 간에 의견이 대립하기도 한다. 의식이 없거나 몽롱하여 환자 스스로 의사를 결정하지 못하는 일도 적지 않다. 인간으로서 누리고 싶은 마지막 선택은 내 의지와 무관하게 흘러갈 수 있다.

'삶의 의미'가 분명하면 결단을 내릴 수 있다

미국의 한 연구[1]에 따르면, 죽음에 직면한 사람의 약 70퍼센트는 의식이 몽롱하여 의사를 결정할 능력이 없는 상태라고 한다. 이런 상황에서는 환자를 잘 알고 있는 가족이나 친구가 대신해서 치료방침을 결정해야 한다.

물론 의료진도 전문적인 지식을 바탕으로 지원한다. 그러나 의료인은 의식이 없는 상태로 이송된 환자와 처음 대면하는 일도 많고, 설사 만난 적이 있다고 해도 가족이나 친구만큼 환자를 이해하지는 못한다. 이럴 때 환자의 평소 가치관이나 삶의 의미는 치료방침을 결정하는 매우 중요한 나침반이 된다.

최고의 노후를 위한 다섯 번째 M, 즉 Matters Most to Me란 '나에게 가장 중요한 것'이라는 뜻이다. 이는 한 사람의 인생 그 자체를 의미할 뿐 아니라, 삶의 마지막 순간에 의료현장에서 큰 영향력을 발휘한다.

이번 장에서는 인생의 마지막 단계에서 삶의 의미가 우리에게 어떤 영향을 미치는지 알아본다. 더불어 마지막 순간을 대비해 무엇을 준비해야 하는지에 대해서도 생각해보기로 하자.

노화로 이렇게 된다

병은 갑자기
찾아온다

아프지 않을 때 병에 걸리거나 죽는 순간을 상상하기란 누구에게나 쉬운 일이 아니다. 조금 더 구체적으로 상상해보라고 하면, 가족이나 친족을 잃은 경험이 있는 사람은 그 모습을 '자신의 마지막' 모습과 겹쳐 떠올릴지도 모른다. 나 역시 조부모의 마지막 모습이 바로 떠오른다.

평소 텔레비전 드라마를 즐기는 사람이라면 드라마의 영향도 클 것이다. 암 진단을 받고 몸이 점점 쇠약해지다가 마침내 병원 침대에서 온 가족이 지켜보는 가운데 마지막을 맞는 한 장면이 머릿속에 스쳐갈 수 있다.

하지만 실제로는 개인에 따라, 질환에 따라 그 경과가 매우 다양하다. 드라마 속 이야기와 흡사한 사례도 있겠지만 그렇지 않은 사례도 많다.

다음의 그래프는 심장의 펌프 기능이 저하되는 '심부전' 환자의 사례 중 하나다.[2] '인생에는 오르막도 있고 내리막도 있다'는 말이 있듯, 질환의

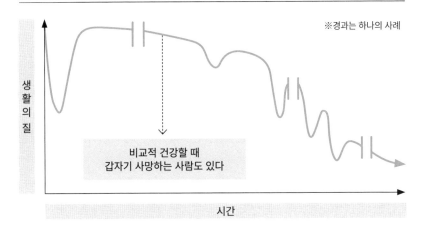

※경과는 하나의 사례

생활의 질

비교적 건강할 때
갑자기 사망하는 사람도 있다

시간

경과도 평탄하지만은 않다. 어느 날 갑자기 '골짜기'로 떨어지는 순간을
여러 차례 경험하는 것을 그래프를 통해 확인할 수 있다.

환자는 골짜기로 떨어질 때 입원하게 되는데, 문제는 이 상태가 아무런
전조도 없이 느닷없이 찾아올 수 있다는 것이다. 그래프의 경과를 살펴보
면 질환은 '갑자기 발생'하고, 또 '반복해서 발생'하는 양상을 보인다.

더 자세히 들여다보면 골짜기에서 돌아온다고 하더라도 예전과 같은
수준으로는 회복하지 못한다는 사실을 알 수 있다. 즉, 입원 전후의 생활
수준이 급격히 달라질 가능성이 있다. 이를테면 입원하기 전에는 혼자서
걷던 사람이 퇴원 후에는 휠체어를 타야 하는 급격한 변화가 불과 몇 주
간의 입원을 사이에 두고 갑자기 생길 수 있다.

이러한 일은 고령일수록 흔하게 발생한다. 노쇠가 진행된 상태라면 입
원 후 치료를 받아도 예전의 상태 그대로 돌아가기가 어렵다.

사고도 '갑작스러운' 변화를 이해하기 쉬운 예다. 많은 사람이 나와는 상관없는 일이라고 여기거나 애초에 상상조차 하지 않을지 모르지만, 아무리 예방한다고 해도 확률이 제로가 아닌 이상 누군가는 언젠가 이 순간을 '갑자기' 맞닥뜨리게 된다. 어느 하루를 경계로 돌연 신체 기능에 이상이 생기거나 목숨을 잃게 되는 것이다.

그렇다고 매 순간을 신경 쓰면서 살면 마음이 피폐해진다. 실제로 계속해서 의식할 필요는 없다.

다만, 아직 필요를 느끼지 못할 만큼 건강할 때 '만약 무슨 일이 생기면 이렇게 하고 싶다'고 자신의 생각을 남겨두거나 누군가에게 전해두는 것이 좋다. 혹은, 전부 이룰 수 없을 때를 대비해서 '무엇을 가장 우선하고 싶은지', '내 삶의 의미는 무엇인지' 미리 밝혀두어야 한다. 이런 사전 준비를 하지 않으면 자기 의사를 전하지 못한 채 불행한 마지막을 맞이할 수도 있다.

최후에는 스스로 의사결정을 하지 못할 가능성이 크다

앞에서도 말했지만, '마지막을 맞이하는 사람의 약 70퍼센트는 스스로 의사를 결정하지 못한다.'[1]

가령 감염증으로 목숨이 위험한 상황에서 혈압이 떨어져 뇌에 혈류가 부족하거나 인공호흡기를 부착하게 되면 대화를 나누기가 힘들어진다. 또 갑자기 뇌졸중이 발병하여 의식을 잃게 되면 그날을 경계로 말을 하지 못하게 된다.

이때 당신을 대신해 의사를 결정하는 사람은 당신을 이해하는 가족이나 친구, 그리고 당신을 치료하는 의료진이 된다. 그렇다면 무엇을 근거로 의사를 결정하게 될까?

첫째는 당신의 마음을 대변해주는 가족이 당신의 마음을 헤아려 내린 결론을 근거로 한다. 앞에서 언급한 연구에 따르면 환자를 대변한 사람의 약 절반은 자녀이고, 배우자가 30퍼센트, 그 밖의 친족이 1퍼센트로 혈연관계인 가족이 의사를 결정하는 경우가 압도적이라고 한다. 일본과 다른 나라에서도 가족이 대변하는 사례가 가장 많을 것이다.

또 다른 의사결정의 근거는 '사전지시서*'이다. 뒤에서 다시 상세히 설명하겠지만, 사전지시서는 자신이 받게 될 의료에 대한 방침을 판단능력이 없을 때를 대비하여 미리 서면으로 명시해두는 문서다.

미국의 연구에 따르면, 의사결정 능력을 상실한 환자의 67.6퍼센트가 사전지시서를 가지고 있었고, 사전지시서가 있는 환자일수록 환자의 평소 가치관에 부합하는 임종기 돌봄을 받게 될 가능성이 높았다고 한다. 미국에서는 각 주마다 건강할 때 사전지시서를 작성해두는 문화가 많이 자리 잡고 있어서 연구 대상자들도 비교적 높은 확률로 사전지시서를 가

---

* 우리나라에는 '사전연명의료의향서(Advance Medical Directives)'라는 게 있다. 보건복지부가 지정한 사전연명의료의향서 등록기관을 방문해 상담 후 본인이 신청할 수 있다. 국립연명의료관리기관 홈페이지(www.lst.go.kr)에 상세히 나와 있다.

지고 있었으리라 판단된다.

일본에서는 사전지시서를 작성하는 사람이 아직 많지 않다. 사전 준비가 없으면 갑작스러운 질환이 생겼을 때 환자 본인이 원치 않는 치료를 원치 않는 형태로 받게 될 가능성이 커진다.

의사가 중요시하는 것과 환자가 중요시하는 것

'어떤 죽음이 좋은 죽음입니까?'라는 질문에 의료인, 환자, 그리고 최근에 환자를 잃은 가족이 어떤 대답을 했는지 분석한 연구가 있다.[3] 그들의 대답을 통해 '좋은 죽음'을 구성하는 여섯 가지 요소가 드러났다.

- 통증이나 그 밖의 증상으로 인한 고통이 없다.
- 명확한 치료방침이 결정되어 있다.
- 임종 직전이나 사후에 대한 준비가 되어 있다.
- 소중한 사람과 시간을 보내고, 인생에 대한 회고를 완료한다.
- 마지막까지 다른 사람에게 공헌한다.
- '환자'가 아닌 인간으로서 긍정감을 지닌다.

한편, 의사의 답변에서는 통증이나 증상의 완화가 중시되었고, 정신적인 요소는 언급되지 않았다고 한다.

죽음을 바라보는 시각은 문화적 배경에 따라 큰 차이를 보일 수 있으므로 일본인이나 다른 아시아권 사람들을 대상으로 분석하면 또 다른 측면이 두드러질지도 모른다. 하지만 그것이 무엇이든 환자나 가족이 중시하는 점과 의사가 중시하는 점 사이에 이처럼 괴리가 생길 수 있다는 사실이 중요하다.

또 환자를 잃은 가족을 대상으로 임종기 돌봄이 어떠했는지 묻고, 이를 분석한 연구[4]도 있다. 이 연구에 따르면 병원에서 임종한 환자의 경우, 통증이나 호흡 곤란 같은 증상의 완화에 대해 약 5명 중 1명이 충분하지 못했다고 대답했고, 정신적인 지원에 대해서는 약 2명 중 1명이 부족했다고 대답했다.

한편, 현재 일본에서는 거의 이루어지지 않는 선택이지만 자택에서 완화돌봄서비스를 받는 '가정 호스피스'의 경우에는 정신적인 지원이 부족했다고 대답한 사람의 비율이 30퍼센트까지 떨어졌다.

이러한 차이는 소통 여부에서 비롯되었을 가능성이 있다. 가정 호스피스의 경우에는 돌봄을 희망할 때 의사소통이 가능했던 사람의 비율이 86퍼센트에 달했지만, 병원에서는 약 50퍼센트에 그쳤기 때문이다.

의료인의 한 사람으로서 말한다면 의사만이 아니라 간호사, 사회복지사, 임상심리사처럼 다양한 직종의 사람들이 임종기 환자의 돌봄에 다각적으로 관여해야 한다고 생각한다. 아울러 환자나 가족도 의료인에게 모든 선택을 맡기지 말고 자신들이 중요하게 생각하는 점을 분명히 밝히고 적극적으로 대화를 나누는 일이 중요하다.

죽음의
사전 준비

초고령사회임에도 불구하고 일본에는 사전 준비가 부족한 사람이 많다. 이는 일본의 사회문화적 배경과 밀접하게 관련될 가능성이 있다.

후생노동성이 과거에 '인생 마지막 단계의 의료에 관한 의식조사[5]'를 통해 국민의 목소리를 정리한 적이 있다. 이때 공표된 자료에 의하면 의사결정을 대행할 사람을 정한 비율은 전체의 22퍼센트에 지나지 않았다. 미리 정해두지 않아도 으레 '남편이나 아내가 할 것'이라고 생각하는 사람이 많아서인 듯한데, 아무 말도 한 적이 없다면 남은 가족으로서는 당연히 당혹감을 느낄 수밖에 없다. 특별한 일이 없더라도 '만약 무슨 일이 생기면 부탁해'라고 한마디 해두는 것이 중요하다.

일본에는 이심전심이라는 풍조가 있어서 가족이 '자연스럽게' 의견을 모으면 된다는 분위기가 있다. 그런데 그런 식으로 의견이 한데 모이면 다행이지만 가족 구성원이 여럿이면 모든 사람이 환자를 똑같이 이해하고 똑같은 방향을 바라본다고 단정하기 어렵다. 성인이 된 후의 생각과 가치관은 가족이라도 서로 다를 수 있기 때문이다.

혹시 '인생회의'라는 말을 들어본 적이 있는가?

인생회의란 '만일의 상황에 대비하여 자신이 바라는 의료나 돌봄에 대해 미리 고민하고, 가족이나 의료진, 돌봄을 제공하는 사람과 이야기를 나누면서 정보를 공유하는 과정'을 가리킨다.[6] 미국에서는 '사전의료계획 ACP'이라고 한다. 일본에서도 과거에 같은 이름을 썼지만 좀처럼 저변이

5장 나에게 무엇이 중요한가

확대되지 않아서 '인생회의'라는 애칭을 만들었다.

그러나 인생회의(사전의료계획)가 무엇인지 모른다고 대답한 사람은 75.5퍼센트에 달했고, 임종기 돌봄에 대해서도 가족과 이야기를 나눈 적이 있다고 대답한 사람은 40퍼센트 정도에 지나지 않았다.

대화를 나누지 않은 이유 중에 '이야기하고 싶지 않아서'라고 대답한 사람은 불과 5퍼센트 정도였으므로 사람들에게 대화의 의지가 없다고 보기는 어렵다. 오히려 '이야기를 나눌 계기가 없었다'고 대답한 사람이 과반수에 이른 것으로 보아 결국 기회의 문제로 보는 게 타당하다.

인생회의에 대한 낮은 인지도로 예상할 수 있듯이 일본인 중에서 사전지시서를 작성한 사람은 60세 이상으로 한정해도 13.6퍼센트에 그쳐 매우 낮은 수준에 머물렀다. 이 수치는 2017년도에 실시한 통계조사 결과로서 이후에 후생노동성의 다양한 노력으로 인식이 확대되었을 가능성은 있으나 아직 충분하다고 보기는 어렵다. 아직도 전체적으로 준비가 부족하다.

의료현장도
준비가 부족하다

환자만이 아니라 일본의 의료현장도 준비가 충분하지 않은 듯하다.

후생노동성의 과거 조사[5]에 따르면 말기 암을 진단받은 일반인의 경우에 37.5퍼센트가 병원에서, 10.7퍼센트가 돌봄 시설에서, 47.4퍼센트가 자택에서 마지막을 맞이하고 싶다고 답했다.

또 일반인이 심각한 심장병에 걸렸을 때는 48.0퍼센트가 병원에서, 17.8퍼센트가 돌봄 시설에서, 29.3퍼센트가 자택에서 최후를 맞이하고 싶나고 대답했다.

각각의 숫자가 큰지 작은지를 따지고 싶은 것이 아니다. 단지 사람마다 안도감을 느끼는 장소가 저마다 다르다는 사실을 말하고 싶은 것이다. 질환이 있다고 해서 마지막 순간까지 입원해야 하는 것도 아니고, 마지막 순간을 꼭 자택에서 보내야 하는 것도 아니다. 각자 안심할 수 있는 장소를 고르면 그만이다.

다만, 희망한다고 그 바람이 쉽게 이루어지지는 않는다. 이것이야말로 의료현장이 안고 있는 과제다.

'호스피스hospice'는 이제 미국에서 매우 흔한 선택지가 되었지만 일본 사회에는 아직 충분히 녹아들지 못한 듯 보인다. 호스피스란 완화의료를 전문으로 하는 의사나 간호사가 완화에 초점을 맞추어 환자에게 돌봄을 제공하는 공간이다. 인구가 3억이 넘는 미국에는 5,000개 이상의 호스피스가 있고, 해마다 150만 명 이상이 새롭게 호스피스를 이용한다.[7] 이 숫자는 각종 질환으로 사망하는 사람의 거의 절반에 해당한다.

한편, 인구 1억이 넘는 일본에는 전국에 500개 미만의 호스피스가 있

---

* <중앙호스피스센터 2022년 연례보고서>에 의하면 우리나라의 호스피스 전문기관은 181개소(입원형 89개소, 가정형 38개소, 자문형 37개소, 소아청소년 완화의료 10개소)이며, 병상 수로 따지면 1,600여 병상에 해당된다. 2022년 신규 호스피스 이용 환자 수는 2만여 명이다.

고, 이용자 수도 연간 5만 명에서 6만 명 정도에 그친다. 이용자도 암 환자로만 제한되어 있으며, 이용자 수도 전체 암 환자의 12.5퍼센트에 지나지 않는다.*

문화적 배경이 다른 두 나라를 비교하는 것이 공정하지 않을지도 모르지만, 적어도 일본에서 호스피스가 충분히 뿌리를 내리지 못했다는 사실만은 확인할 수 있다.

또한 미국에는 '가정형 호스피스'라고 불리는 형태도 존재한다. 자택에서 마지막을 맞이하고 싶은 사람을 위해 호스피스 팀이 집으로 방문해 병원과 동일한 기능을 집 안에 설치하는 방식이다.

가정형 호스피스는 아직 일본에는 도입되지 않았다. 일본에서는 각 병원의 재택의료진이 개별적인 의료기술로 대응한다. 뛰어난 완화 돌봄을 제공하는 의료진도 있겠지만, 질적인 측면에서 일본 전역에 동일한 수준의 돌봄이 제공된다고 보장하기는 어렵다.

이러한 현실은 사람들이 인생의 마지막을 준비할 때 선택을 제한할 가능성이 있다. 그리고 의료현장도 아직은 준비가 충분하지 않은 듯 보인다.

나는 어떤 모습으로 마지막을 맞고 싶은가

의사로서 수많은 환자와 인생의 일부를 함께하다 보면 사람마다 생김

새가 다르듯이 인생을 바라보는 관점도 전혀 다르다는 사실을 새삼 깨닫게 된다.

예를 들어 인공호흡기의 장착 여부를 놓고만 봐도 그렇다. '나는 투지를 가지고 항상 병에 맞서왔다. 필요하다면 인공호흡기도 달고 싶다'라는 사람이 있는가 하면, '나는 기계에 의존하면서까지 살고 싶지는 않다. 인공호흡기는 필요 없다'라는 사람도 있다.

누가 맞고 틀리고의 문제가 아니다. 자신이 정한 삶의 방식이나 가치관에 부합하는 선택이라면 그게 그 사람에게 가장 올바른 선택이다.

물론 생과 사가 달린 문제이므로 절대 간단하지 않다. 확실하게 의사 표현을 하는 사람도 있지만, 고민이 깊어지는 사람도 있다.

심각한 질병이 생기면 어려운 선택에 내몰릴 때가 있다. 어느 한쪽도 포기할 수 없는 상황에서 반드시 어느 한쪽을 선택해야만 한다. 하긴, 어쩌면 인생의 수많은 장면 역시 그러했는지 모른다. 2개의 대학에 동시에 합격했을 때, 여러 회사 중 한 곳에 입사해야 할 때, 국내에 남아서 연구할지 해외로 나가서 수련할지 고민할 때 등등 말이다.

선택의 갈림길에서 고민하는 일은 마지막 순간이라고 해서 예외는 아니다.

삶의 의미에 따라 치료방침이 달라질 수 있다

치료 방법의 선택을 놓고 고민이 길어질 때 참고가 되는 게 '나에게 소중한 것은 무엇인가'라는 질문에 대한 대답이다. 어떤 암 환자의 치료방침을 정하면서 무엇이 가장 소중한지 물었더니 환자는 가슴을 펴고 이렇게 대답했다.

"제 인생을 돌이켜보니 일이 전부였습니다. 아내도 물론 중요합니다. 하지만 평생에 걸쳐 회사를 지켜왔습니다. 일은 제 인생이에요. 그러니 마지막의 마지막까지 일을 계속하고 싶습니다. 이것이 제 첫 번째 희망입니다. 그렇지만 가능한 치료가 있다면 받고 싶습니다."

부인도 그 마음을 잘 이해하고 있었다. 깊이 공감하면서 '남편이 마지막까지 그답게 살았으면 한다'고 말했다.

의료진 사이에서는 일을 계속할 만큼의 체력이 있으니 입원하여 강력한 항암제 치료를 시도해보자는 의견도 있었다. 다만, 이 방법의 기대 효과는 통계적으로 단 몇 주 차이에 불과했다. 나는 이 방법까지 포함해 환자에게 다음과 같이 설명했다.

"제안할 수 있는 치료의 선택지는 세 가지입니다. 첫 번째는 강력한 항암제를 사용하는 치료입니다. 암세포가 한꺼번에 사라지는 '관해' 상태에 도달할 가능성이 있지만 안타깝게도 완치는 어렵습니다. 부작용 위험이 커서 입원 치료가 바람직하고요. 두 번째는 상대적으로 약한 항암제를 사용하는 치료입니다. 첫 번째 방법과 비교하면 수액 주사도 필요 없고 부작용 위험도 적어서 통원하며 치료할 수 있습니다. 그런데 효과도 완만해서 강력한 항암제를 쓸 때보다 남은 시간이 짧아질지 모릅니다. 세 번째는 항암 치료를 하지 않는다는 선택입니다. 남은 시간이 더 짧아질 가능성은 있지만 병원에 오는 빈도를 한층 더 줄일 수 있습니다. 또 항암제 부작용을 걱정할 필요가 없습니다.”

이어서 항암제의 유효성과 부작용에 대해 데이터를 기반으로 상세히 설명했다. 치료의 선택지를 모두 설명한 다음에는 이렇게 덧붙였다.

“일을 중시하고 싶지만 치료도 병행하고 싶다고 희망하시니 두 번째 항암제로 통원하며 치료하는 방법이 어떨까요. 항암 치료가 있는 날은 오전에 일하고 오후에 치료를 받으시면 됩니다. 너무 힘들면 일을 쉬거나 항암 치료를 미뤄야 하는데, 이것은 그때마다 상담하여 정할 수 있습니다. 어떻게 생각하시는지요?”

환자는 일단 집에 가서 생각해보겠다고 했고, 다음 날 ‘선생님이 권하는 방법으로 치료를 받겠다’고 말했다.

의료진 사이에서는 강력한 항암제를 쓰는 선택지를 두고 고민도 있었다. 환자 자신도 분명 그러했을 것이다. 하지만 환자에게는 확고한 ‘삶의 의미’가 있었고, 이를 주치의로서 충분히 이해했기에 두 번째 방법을 권하고 결단을 내릴 수 있었다.

한편, 환자의 부인이 항암 치료에 지장이 있으니 일은 쉬라고 권유하는 상황도 생길 수 있다고 예상했다. 그러나 부인은 매우 사려 깊은 사람이었다. 그리고 직장 동료도 마찬가지였다. 환자는 회사에 자신의 현 상태를 설명하고 마지막까지 일하고 싶다는 의지를 표명했다.

일과 목숨 사이에서 자신이 원하는 궁극의 선택을 한 것이다.

무엇이 중요한지 아는 사람은 강하다

환자의 투병생활이 시작되었다. 주에 따라서는 항암제 투여로 날마다 얼굴을 마주할 때도 있었다.

"항암 치료가 있는 날은 오전 중에 일을 끝내야 하는데, 그만큼 집중해 일을 처리하니 업무량은 치료가 없는 날과 별반 다르지 않습니다."

환자는 웃으며 말했다. 그리고 이런 질문도 했다.

"지금까지 일이 바빠서 미뤄뒀던 댄스를 아내와 다시 시작했습니다. 빈혈도 있는데 그만두는 편이 나을까요?"

나는 이렇게 대답했다.

"그렇지 않습니다. 몸은 본인이 가장 잘 알고 있을 테니 몸 상태를 살피면서 댄스를 즐기시면 됩니다."

항암 치료를 받으면 '일을 그만두어야 한다', '쉬어야 한다'라고 생각하기 쉽지만, 꼭 그런 건 아니다. 물론 일을 쉬는 편이 나은 사람도 있고, 여의찮게 그만두어야 하는 사람도 있을 것이다. 그러나 개개인의 사정이 서로 다르듯이 암 치료도 사람마다 다르다.

나는 항암 치료 초반에 환자에게 '추운 겨울에 치료를 시작했지만 치료가 순조롭지 않으면 다음 벚꽃은 보기 어려울지도 모른다'고 일러두었다. 그러나 환자는 벚꽃도 보고, 단풍도 보고, 새해도 맞이했다.

"이제 목숨이 얼마 안 남았다고 생각하니 하루하루가 정말 행복합니다. 댄스도 여전히 하고 있어요."

환자는 두 번째 겨울에 이렇게 말했다. 그리고 평소 바람대로 임종 전

날까지 일을 계속했다. 자신이 원하는 모습으로 마지막까지 살다가 간 것이다.

환자 사후에 슬픔 속에서도 후회는 없다는 듯 '마지막까지 좋아하는 일을 했고, 댄스도 함께 즐길 수 있어서 정말 행복했어요'라고 말하는 부인의 모습이 무척 인상적이었다.

나는 생명의 불씨가 차츰 사그라드는 환자가 '삶의 의미'와 더불어 행복한 시간을 보내는 모습을 지켜보면서 많은 것을 느끼고 배웠다. 자신에게 무엇이 소중한지를 아는 사람이 얼마나 강인한지 깨닫게 된 시간이었다.

치료 방법의 선택은 인생의 모든 선택과 마찬가지로 그 사람의 살아가는 태도를 반영한다. 내 삶의 의미를 아는 것은 환자와 의료인 모두에게 매우 중요하며, 선택의 기로에 섰을 때 큰 도움이 된다.

최고의 노후가 되려면

삶의 의미를
소중하게

　지금까지 '삶의 의미'나 '가장 소중한 것'이 인생의 중요한 선택에서 나침반이 되는 사례를 살펴보았다. 나 역시 의사로서 인생의 마지막 순간을 돕는 일을 하면서 다양한 삶의 모습과 자세를 보고 배웠다.

　일본 정부가 2020년 60세 이상을 대상으로 실시한 조사[9]에 따르면, 삶의 의미를 다소나마 느낀다고 대답한 사람은 67.4퍼센트였고, 전혀 느끼지 못한다고 대답한 사람은 1.7퍼센트였다. 또 삶의 의미를 느끼는 순간으로는 '가족과 단란한 시간을 보낼 때', '맛있는 음식을 먹을 때'가 상위를 차지했다.

　많은 사람에게 가족이나 음식은 삶의 기쁨과 연관되어 있다는 사실을 엿볼 수 있다. 만약 삶의 의미가 구체적으로 떠오르지 않는다면 가족과 보내는 시간이나 음식, 취미 중에서 우선순위를 매겨보는 것도 한 방법이 될 것이다.

다섯 번째 M인 'Matters Most to Me'는 어쩌면 5M 중에서 가장 중요한 사항인지도 모른다. 과학적 근거에 기반한 건강하게 나이 드는 법이 아무리 많은 사람에게 도움이 된다고 해도 당신의 삶의 의미를 훼손한다면 당신에게는 해가 될 수 있다. 삶의 의미에는 모든 의학적 근거를 뒤집을 만큼 강력한 힘이 있다.

나만의 삶의 의미를 발견하라

내가 일본에서 일할 때 어떤 농가에서 만난 분이 이런 말을 했다.

"철들고 나서부터 내 삶에는 담배가 있었습니다. 담배 덕분에 돈을 벌었고, 힘든 일이 있을 때면 담배 몇 모금에 위로를 받으며 다시 힘을 낼 수 있었습니다. 담배가 없으면 저는 죽습니다. 물론 담배가 몸에 해롭다는 사실도 압니다. 하지만 즐기는 사람도 있는 법이지요. 담배는 내 인생 그 자체입니다."

평소의 나였다면 분명 금연의 중요성에 관해 설명했을 것이다. 의사로서 나의 본분은 많은 사람이 건강하도록 돕고, 더 활기찬 일상을 보내게 하는 데 있다. 셀 수 없이 많은 흡연자의 후회의 눈물을 접했고, 무엇보다 금연의 장점을 너무나 잘 알고 있기 때문에 아무리 담배가 좋다고 하더라도 늘 열의를 갖고 설득하곤 했다.

하지만 이 분 앞에서는 금연 이야기를 꺼낼 수가 없었다. '담배가 인생 그 자체'라고 딱 잘라 말하는 사람 앞에서 처음 보는 의사가 늘어놓는 알량한 건강상식이 얼마나 설득력이 있겠는가. 오히려 해가 될 뿐이라는 생각마저 들었다.

그렇다고 애연가에게 담배를 계속 피우라고 권할 생각은 없다. 적어도 금연의 중요성과 간접흡연의 폐해에 대해 바르게 이해할 수 있도록 노력하고 있다. 그러나 인생에서 가장 소중한 것이라고 한다면, 나는 그 사람의 선택을 존중한다. 삶의 의미에는 그만한 힘이 있다.

삶의 의미 그 자체가 건강이나 장수로 이어질 가능성이 있다는 연구결과도 있다. 2,000명가량 되는 고령자의 데이터를 분석한 일본의 연구에 따르면, 취미와 삶의 의미를 모두 갖고 있다고 대답한 사람은 두 가지 모두 없다고 대답한 사람보다 사망률이 감소하는 경향을 보였다. 또한 일상생활의 자립도도 높았다고 한다.[10]

다른 요인이 작용했을 가능성이 없지는 않지만, 그럼에도 삶의 의미 자체가 건강에 직접적인 영향을 줄 가능성이 있다는 사실은 분명하다.

한편, '삶의 의미'라는 말은 일본어로 '이키가이'라고 하는데, 이 말에는 '살아가는 보람이나 가치' 등의 뜻도 담겨 있다. 거창한 목표보다는 작은 일에 집중하며 기쁨을 찾는 삶의 철학이 담긴 말이다.

영어에는 딱 들어맞는 표현이 없어서 일본어 그대로 'Ikigai'라고 쓰이면서 조금씩 친숙해지고 있다. 한때 서구권에서는 일본인이 장수하는 비결이 이키가이 때문일지도 모른다며 큰 관심을 보이기도 했다. 헥토르 가르시아와 프란체스크 미라예스가 함께 쓴 《Ikigai》도 베스트셀러가 되는 등 화제를 모았다.

자, 그렇다면 당신의 삶의 의미는 무엇인가? 인생의 남은 시간을 어떻게 보내고 싶은가? 이 문제에 대한 고민이 인생회의의 첫걸음이다.

'인생회의'에서 우리가 이야기해야 할 것들

사람은 언제 사고를 당하고, 또 언제 심각한 질병에 걸릴지 예견할 수 없다. 그리고 그런 일이 발생하는 순간 의식을 잃게 될 가능성도 적지 않다. 나이에 상관없이 만일의 상황에 대비하여 이야기를 나누는 인생회의가 어떤 의미를 지니는지 이제는 이해가 될 것이다.

인생회의는 훗날 인생의 마지막 순간에 가족이나 친구, 의료진이 본인을 대신하여 평소 본인이 바라던 치료를 선택하고, 의료기관에서 한층 더 양질의 돌봄을 받을 수 있도록 돕는 역할을 한다.

그럼에도 후생노동성에서 발표한 데이터[5]에 따르면, 인생의 마지막 의료에 관해 가족이나 의료 돌봄 관계자와 '상세한 대화를 나눈다'고 대답한 사람은 2.7퍼센트에 지나지 않았으며, 60세 이상으로 한정해도 3.0퍼센트에 그쳤다. 또한 '이야기를 나눈 적이 없다'고 대답한 사람은 무려 55.1퍼센트에 달했다. 인생회의에 대한 인지도가 낮은 데다가 일상에서 이러한 대화를 나눌 기회 자체가 적다는 뜻이기도 하다.

역사적으로는 의사가 가부장적인 위치에서 환자에 대한 모든 치료방침을 결정하던 시기가 분명히 있었다(지금도 이런 의료기관이 전혀 없다고 단정하기는 어렵다). 하지만 지금은 이런 방법이 옳지 않다는 생각이 지배적이다.

이렇게 바뀐 배경에는 앞에서 언급했듯이 의사와 환자 사이에 미묘한 생각 차이가 존재할 뿐 아니라, 심각한 질환에 걸렸을 때 환자가 무엇을 바라는지 의사가 제대로 파악하기 어렵다는 현실[11]이 있다. 그리고 의사는 환자가 자신보다 나이가 많다는 이유로 환자의 QOL(삶의 질)을 환자가 실제로 느끼는 수준보다 낮게 평가하는 경향이 있다. 그래서 환자에게 부담이 되지 않도록 치료방침을 과도하게 소극적으로 세울 가능성이 있다고 지적한 연구도 있다.[12]

이런 이유로 환자의 의견이나 가치관이 치료에 충분히 반영될 수 있도록 상호 동의하에 치료방침을 결정하는 과정이 중시되었다.

인생회의 논의의 쟁점

그렇지만 인생회의의 의의나 방법론에 이의를 제기하는 연구[13]도 있어서 논의는 여전히 계속되고 있다. 인생회의가 일본보다 훨씬 더 일상적인 미국에서는 사전의료계획이 보편화되고 있음에도 불구하고 여전히 환자의 돌봄 상태가 개선되지 않았다는 지적이 있다.

1,600편이 넘는 과거의 연구를 분석한 보고서[14]에 따르면, 아쉽게도 인생회의가 임종기의 의사결정이나 환자의 목표에 부합하는 치료 가능성

의 향상, 그리고 환자와 가족의 생활 개선과 관련성을 보이지 않았다고 한다.

최신 연구 69편을 정리한 논문[15]에서도 인생회의가 환자의 목표에 부합하는 치료로 이어지거나 삶의 질을 개선했다고 판단되는 근거를 찾지 못했다고 한다. 이 밖에도 불필요한 입원이나 연명의료를 줄인다는 근거 역시 밝히지 못했다.

그 이유는 사전에 인생회의를 진행했어도 시간의 경과나 질환의 발생 및 진행 상황에 따라 사람의 가치관이 달라지면서 인생회의를 통해 나눈 대화 내용이 완전히 달라질 수 있기 때문이다. 또 필요한 순간에 대화 내용을 기록해둔 문서를 찾지 못하기도 하고, 문서가 있더라도 그 문서가 도리어 결정적인 순간에 중요한 대화를 앗아버리는 역할을 하기도 한다.[13] 이렇게 되면 의사로선 '이대로 현재의 인생회의를 계속 진행해도 될까?'라는 의문을 갖게 된다.

사실 인생회의는 시간이 오래 걸리는 접근법이다. 내가 근무하는 미국의 의료기관에서도 아주 긴 시간을 들여 진행한다. 앞서 소개한 논문에서는 인생회의에 소요되는 시간을 다른 일에 활용하고, 그보다 의사결정 대리인을 선정하는 일이나 최후의 의사결정 과정에 시간을 들이는 일이 더 중요하다고 지적한다.

이 논의는 지금도 계속되고 있지만, 그렇다고 해서 인생회의 전체가 소용없다는 주장은 아니다. 오히려 더 많은 사람에게 도움을 주기 위해서는 앞으로 개선할 점이 많다는 뜻에 가깝다.

여러 문제점을 인지하면서 지금부터는 실제 의료기관에서 어떤 흐름으로 인생회의가 진행되는지 대략적으로 알아보도록 하자.

위급시 어떻게 대처할 것인가

인생회의는 환자 본인에게 의사결정 능력이 있는지 없는지를 평가하는 단계에서부터 시작된다. 애초에 판단능력이 결여된 상태에서는 대화를 진행할 수 없기 때문이다.

다음으로 현재의 질환 상태에 대한 이해를 확인하고, 의사가 필요한 정보를 제공한다. 그런 다음, 지금까지 살펴본 대로 환자가 중요하게 생각하는 문제에 관해 대화를 나눈다. 남은 시간을 어떻게 보내고 싶은지, 치료나 의료 차원에서 무엇을 바라는지, 치료 목표는 무엇인지 등이 주제가 된다.

만약 환자가 약을 최소한으로 줄이고 수명 연장보다 통증 완화를 최우선으로 하고 싶다고 하면, 생명 연장에 도움이 되는 약보다 통증을 줄이는 약이 최적의 치료가 된다. 반대로, 더 길게 살면서 가족과 시간을 보내고 싶다고 하면 자택에서 보내는 시간을 중시하여 최대한 집에서 치료를 하게 된다.

환자의 가치관을 이해하고 나면 다음으로 만일의 상황에 대해 대비하게 된다. 심장이 정지하면 심장마사지로 연명하길 원하는지, 호흡이 정지하면 인공호흡기의 사용을 원하는지 등 위급한 상황에 대처하는 방법을 의논한다. 이 과정에서 어떤 사람은 '가능성이 있다면 해보고 싶다'라고 대답하고, 어떤 사람은 '자연스러운 마지막을 맞이하고 싶다'라고 대답한다. 이처럼 판단은 사람마다 다르다.

이 판단이 환자에게는 가장 큰 결단이라고 할 수 있다. 동시에 대부분 긴급사태이므로 순간적인 판단이 요구된다. 인생회의에서 중요한 부분을 차지하는 이유다.

몸 상태가 나빠져서 입원을 하게 되면 목숨이 위태롭지 않은 상황에서도 의료기관에서 위급 상황에 대한 판단 여부를 확인할 때가 있다. 이 결정을 의료기관에서는 '코드 상태'라고 부르며, 반드시 진료기록부의 잘 보이는 곳에 기재하도록 한다.

이 밖에도 여명이 얼마 남지 않았다고 판단되는 상황에서 입으로 식사를 하지 못할 때 코위삽관을 이용해 영양을 섭취할 것인지, 감염증에 걸렸을 때 항균제를 사용해 치료할 것인지, 애초에 병원으로 이송되는 자체를 어떻게 생각하는지 등에 대해서도 구체적으로 이야기를 나눈다.

혹자는 '감염증에 항균제'는 당연하다고 여길지 모른다. 하지만 남은 몇 주간 집에서 평온하게 보내고 싶은 사람이나 통증이 있는 검사를 더 이상 받고 싶지 않은 사람에게는 병원에서 이루어지는 혈액검사나 수액주사를 통한 항균 치료가 오히려 부담이 되어 좋지 않은 상황을 초래할 수 있다.

이처럼 상호 이해를 도모하고, 치료방침이 환자 본인의 선택에 부합할 수 있도록 사전에 구체적으로 대화하고 준비하는 과정이 바로 인생회의다.

나의 의사결정 대행자를
정해둔다

인생회의에서 또 하나 중요한 과정이 '의사결정 대행자 정하기'다. 미국에서는 '건강관리대리인'이라고 부른다. 외래에서 처음 환자를 만나면 의료진은 반드시 건강관리대리인을 확인한다.

미국에는 건강관리대리인이 비교적 일반화되어 있어서 많은 사람이 바로 누군가의 이름을 댈 수 있다. 이를 서면으로 남기거나 병원 진료기록부에 적어두는 일은 매우 중요한데, 이것을 법적인 근거로 하여 환자가 의사결정을 못하는 긴급한 상황이 발생하면 건강관리대리인에게 연락해 대신하도록 조치하기 때문이다. 여기서 절대로 오해하면 안 되는 점은 환자 스스로 판단할 수 있을 때는 개입하지 못하며, 어디까지나 스스로 판단할 수 없을 때에만 대리해서 의사를 결정한다는 사실이다.

후생노동성의 과거 조사[5]에서는 의사를 결정하지 못하게 되었을 때 자신의 의료나 돌봄 방침을 결정할 대리인을 선정해둔 일본인은 22.0퍼센트에 지나지 않았다.

대리인은 환자가 무엇을 원하는지 헤아려서 의료상의 의사를 결정하는 역할을 한다. 그러므로 환자 자신이 스스로 의료상의 결정을 내릴 수 있을 때 미리 대리인을 정해두는 게 이상적이다. 대리인을 선정하지 않아서 정식으로 지정된 사람이 존재하지 않을 때는 통상 근친이 그 역할을 대신한다.

대리인이 꼭 필요할까

대리인이 정해지지 않은 가운데 부인이나 자녀가 없는 젊은 남성이 큰 사고를 당해 의식을 잃었다고 가정해보자.

내가 거주하는 뉴욕시에서는 대리인이 없을 경우 배우자, 18세 이상의 자녀, 부모 순으로 친족의 순위가 매겨지고, 법이 정한 절차에 따라 의사결정 대리인을 정하게 된다.[16] 이 남성은 배우자와 자녀가 없으므로 부모가 동등하게 의사결정 대리인이 된다.

그런데 부모의 의견이 일치하면 다행이지만 서로 대립하는 경우도 있다. 실제로 치료방침을 두고 양쪽의 합의가 이루어지지 않아 곤란할 때가 적지 않다. 그러면 긴급을 요구하는 상황에서는 힘든 결단을 내려야 한다.

만약 대리인이 결정을 내리지 못하면 '비슷한 상황에 놓인 대부분의 사람이 바라는 치료'라는 최선의 이익을 바탕으로 결정하게 된다.[17] 정말로 환자 본인이 원하는 치료인지 알 도리는 없으나, 그것이 의료 윤리에 기초한 최선의 판단이다.

이러한 상황은 나이를 불문하고 생길 우려가 있으므로 사전에 대리인을 정하고, 그 대리인이 만일의 상황에서 치료방침을 결정할 수 있도록 준비해야 한다.

특히 알츠하이머병을 진단받은 사람은 기회를 놓치지 않도록 주의해야 한다. 치매 증상이 심하지 않으면 의사결정 대리인을 선정할 판단력이 인정되지만 치매가 진행되면 그 능력을 잃을 가능성이 있기 때문이다.

그런가 하면, 대리인에 대한 남은 과제도 있다. 대리인이 환자가 어떤 치료를 원하는지 정확히 예측하지 못한다고 하는 지적 때문이다. 당사자가 아닌 사람의 선택이므로 이런 지적도 무리는 아니다. 2,595쌍의 환자와 대리인을 대상으로 이루어진 연구에서 환자의 선택을 정확히 예측한 대리인은 68퍼센트에 그쳤다.[18] 그럼에도 불구하고 대리인을 선정하는 방식은 여전히 가장 나은 방법이라고 생각되고 있다.

한편, 환자 본인의 의사를 한층 더 명확하게 표현하는 방법도 있다. 앞에서 잠깐 언급한 '사전지시서'가 그것이다.

남겨진 사람들에게 위안이 되는 '사전지시서'

인생회의에 대한 내용에서는 생의 마지막 시기를 보내는 방법과 치료방침에 대해 꼼꼼히 대화를 나누는 방법을 알아보았다. 하지만 이 내용을 기록하지 않으면 증거가 남지 않게 된다. 주요 사항을 문자로 기록해 형태화한 것이 사전지시서나 POLST라고 불리는 문서다. POLST란 Physician Orders for Life-Sustaining Treatment의 약어로, '(심폐소생 행위 등의) 연명 치료에 관한 의사의 지시서'라는 뜻이다.[19]

사전지시서는 현재의 건강상태와 무관하게 장래에 받을 가능성이 있는 치료에 대해 본인이 희망하는 선택지를 기술한 문서로, 당사자(때에 따라서는 변호사)가 직접 작성한다. 이에 반해 POLST는 주로 목숨을 위협하는 중대한 상황이 발생했을 때 어떤 응급치료를 할 것인지 의료진의 주도 하에 환자의 의사를 반영해 의료상의 지시를 서면으로 남기는 것이다.[19]

POLST는 뉴욕시에 널리 도입되었으며, 현재는 'eMOLST(전자적이라 는 뜻의 electronic의 e, Physician의 P 대신에 Medical의 M이 들어간다)'라는 전자문서로 작성된다. 전산망을 통해 뉴욕주 안의 어느 의료기관으로 이 송되어도 응급상황 시 대응 방법을 확인할 수 있다.

나는 앞에서 사전지시서가 불필요한 입원을 막고 환자가 원하는 장소 에서 죽음을 맞이할 수 있도록 돕는다는 연구 결과가 있지만, 그렇지 않 다는 의견도 있어서 논의가 계속되고 있다[20]고 밝힌 바 있다.

여기서 가장 문제가 되는 부분은 환자의 생각이 문서를 작성한 시점과 달라졌을 가능성이다. 이렇게 되면 문서의 존재 의의가 사라질 가능성이 있다.[21]

반면, 문서가 큰 도움이 되었다는 목소리도 분명히 존재한다. 이는 연 구 결과로는 드러나지 않는 형태일 수 있다는 지적이 있다.

진행성 난치병을 앓고 있는 커티스 의사는 《JAMA》라고 하는 의학 잡 지에 다음과 같은 수기를 기고했다.[22] 본인의 장모에 관한 이야기였다.

"그녀는 의지가 강한 여성으로 가족을 깊이 사랑했다. 70대 중반에 견 디기 힘든 통증으로 허리뼈 수술을 받았는데 수술대 위에서 심장이 멈추 었다. 의식이 회복될 전망이 없다는 사실을 알고, 우리 가족은 의료진과 함께 중환자실에 모여서 그녀가 누워 있는 모습을 바라보았다. 그리고 우 리는 그녀가 수기로 작성한 사전지시서를 낭독했다.

그 문서는 연명장치를 통해 살리기를 원치 않으며 가족과 소통할 능력을 잃으면 절대로 살리지 말라는 뜻을 담은 가족에게 보내는 편지였다. 연명장치로 생명 유지를 원치 않는다는 사실은 그 편지가 아니어도 가족 누구도 의심하지 않았다. 그렇기 때문에 편지로 그녀에 대한 치료가 달라진 것은 없었다. 하지만 그녀의 편지는 그곳에 모인 아내, 장인, 처형, 그리고 나에게 깊은 마음의 의지가 되었다."

후생노동성의 과거 조사[5]에 따르면 일본에서도 66퍼센트의 일반인이 사전에 의사를 표시하는 서면 작성에 찬성했고, 나이가 적을수록 찬성하는 비율이 증가하는 경향을 보였다고 한다. 그러나 실제로 작성했다고 대답한 사람은 8.1퍼센트에 지나지 않았다.

이 조사를 통해 서면 작성에 대한 의의나 희망과는 별개로 여전히 인지도가 충분치 않다는 사실을 확인할 수 있다. 언젠가 맞게 될 자신의 최후와 가까운 가족들을 생각한다면 이러한 문서와 제도에 대해 조금 더 능동적으로 관심을 갖고 준비할 필요가 있다.

'나이가 든다'는 말은 곧 살아간다는 말

지금까지 5M이라는 렌즈를 통해 노화로 생기는 일과 건강하게 나이 드는 법을 알아보았다. 또 노후에 자신이 원하는 인생의 마지막을 만드는 방법에 대해서도 알아보았다.

노화에 대해 알아갈수록 오히려 불안감이 커졌다는 사람이 있을지도 모른다. 하지만 우리는 모두 언젠가 늙고 병든다. 누구도 피해갈 수 없는 것이라면 차라리 알고 대비하는 게 나은 일이 아닐까.

나이를 먹으면 하나둘 못하게 되는 일이 생기고, 점차 쇠약을 느끼기도 한다. 하지만 동시에 새롭게 생기는 것도 있다. 인생 경험, 여유로움, 지혜가 쌓인다. 젊어서는 일과 육아로 몸이 열 개라도 모자랐다면 나이가 들수록 그런 인생 숙제들은 하나둘 해결되어간다.

한편, 나이가 들어도 변치 않는 것이 있다. 이 책의 첫머리에서 소개했듯이 언어능력이나 공간인식능력은 30대와 60대를 비교하면 오히려 60대가 더 높으며, 지속해서 성장한다고 알려져 있다.[23] 나아가 이후에도 비교적 능력을 유지하는 사람이 많다고 한다.

나이를 먹는 일은 좋은 면도 있고 나쁜 면도 있다. 그리고 그 의미는 사람마다 다르다. 그럼에도 나이듦이 아기 때는 '사람들의 기쁨'으로, 어느 시점부터는 '자신은 변하지 않는다는 착각'으로, 어떤 순간부터는 '슬픈 일'로 바뀌어간다. 이것은 사람들에게 잠재한 선입견 때문이 아닐까.

실제로는 모든 사람이 나이와 상관없이 하루하루 같은 속도로 해를 거듭하며 살아간다. 나이가 들지 않는 사람은 없다. 나이를 먹는 일이 유감이라고 한다면 이는 살아가는 일이 유감이라는 말과 다를 바 없다.

'고령자를 지키기 위해 어린이의 미래를 희생하지 말라'는 의견을 마주할 때가 있는데, 아이들은 미래에 고령자가 된다. 고령자를 지키는 일은 곧 아이들의 미래를 지키는 일이기도 하다.

나이에 연연하지 말고 하루를 귀하게

노년내과 의사로 일하면서 이따금 사람에게 '나이'란 무엇일까 하는 생각을 해보게 된다. 이 말을 두고 개인과 사회에 다양한 일들이 벌어지기 때문이다. 나이에 대한 사고방식은 노년의 모습과 연결되는 면이 있기도 하고, 사회의 일면을 보여주기도 하므로 마지막으로 함께 생각해보고자 한다.

혹시 '연령차별ageism'이라는 말을 들어본 적 있는가?

연령차별이란 나이를 기반으로 하는 타인이나 자기 자신에 대한 고정관념, 편견, 선입견, 그리고 차별을 의미한다.[24]

연령차별은 전 세계에서 적어도 2명의 1명꼴로 가지고 있는 사고방식이라고 한다. 이 책을 읽는 당신의 잠재의식 속에 있다고 해도 전혀 이상하지 않고, 저자인 나에게도 많든 적든 존재할 것이다.

"나이 때문에…"

만약 이런 말이 자연스럽게 입 밖으로 나온다면 적지 않은 차별의식이 있을 수 있다. 사실 의료인에게도 연령차별이 많다고 알려져 있다.

"그 증상은 나이 때문입니다."

"80세라는 나이를 생각하면 이 치료는 하지 않는 편이 좋습니다."

연령이 증가할수록 병에 걸릴 위험이 커지기는 하지만, 그 자체로는 질환이 생기지 않는다. 또 같은 80세라고 해도 걸어서 병원에 다니는 사람이 있는가 하면, 자리보전하여 누워지내는 사람도 있다. '80세니까'라며 똑같은 기준을 적용해서는 안 된다.

사실 '연령'이 지니는 의미는 해를 거듭할수록 옅어진다. 유아기에는 모두 고만고만한 특징을 보이지만 나이가 들수록 노화에 개인차가 벌어지기 때문이다. 중년 같은 노인이 있고, 노인 같은 중년이 있다.

그런데도 연령이 증가할수록 모든 것을 나이 탓으로 돌리는 '나이 때문에'라는 말을 더 자주 접하게 된다.

'이제 나이도 있으니까 일을 그만두고 쉬는 게 좋다.'

이런 선입견이 담긴 말들 때문에 아직 일할 기회나 사회와 연결될 소중한 기회를 스스로 박탈하고 있지는 않은가? 한번쯤 돌아볼 필요가 있다.

물론 이런 현상은 고령자에게만 일어나는 문제가 아니다. '아직 젊으니까'도 마찬가지다. 이런 말 때문에 젊은 층에서도 불필요하게 기회를 박탈당하는 일이 생길 수 있다.

이처럼 연령차별이 사회에 끼치는 영향은 헤아릴 수 없을 정도로 많다. 여러 연구를 통해 연령차별이 신체적·정신적인 건강과 사회의 안녕을 해치고, 나아가 경제에도 나쁜 영향을 끼친다는 사실이 밝혀졌다.[25]

나이를 먹는 것은 살아간다는 뜻이다. 나이들기를 부정하는 것은 살아가기를 부정하는 것과 같다. 그러므로 '나이 때문에' 혹은 '아직 젊으니까' 같은 말에 자신의 사고가 멈추어버리는 것을 경계해야 한다. 나이에 대한 선입견을 버리고 나이와 상관없는 자신만의 것, 자신만의 삶에 눈떠야 한다.

그러면 이제까지 보이지 않았던 자신의 또 다른 삶의 가치를 발견할 수 있다. 이것이야말로 노화를 예방하고 행복한 노후를 만드는 비결이 아닐까.

5장 나에게 무엇이 중요한가

나이에 상관없이 안심하고 살 수 있는 사회, 죽는 날까지 건강하게 자립해서 사는 노년의 삶. 이 책을 통해 당신이 그에 대한 힌트를 발견한다면 저자로서 더없이 기쁠 것이다.

나이가 같아도
'노후'의 모습에는 차이가 크다

나의 할머니는 80세가 넘어서도 자기 발로 걸어서 장을 보고 요리를 했다. 할아버지와 사별한 뒤에도 누군가에게 의존하지 않고 일상을 보냈다. 때로는 비행기를 타고 해외에도 다녔다.

내가 진료하는 환자 중에는 90세가 넘은 지금도 여전히 대학에서 강의를 하는 분이 있다.

나는 의사로서 지금까지 수많은 고령자를 만났다. 그중에는 방금 말한 두 사람처럼 건강하게 장수하는 사람이 있는가 하면, 마음대로 몸을 움직이지 못하는 사람도 있고 말을 하지 못하는 사람도 있다. 나이는 같아도 '노후'의 모습에는 차이가 크다.

나이듦은 누구에게나 공평하게 일어난다. 이는 누구도 멈출 수 없다.

하지만 노화는 다르다. 노화는 사람에 따라 크게 다르다.

여기에는 운이나 운명처럼 바꿀 수 없는 요소도 있다. 안타깝지만 원인도 모르고, 예방도 할 수 없는 질병이 존재한다. 그러나 우리의 선택으로 바꿀 수 있는 것들도 있다. 그것이 무엇인지 나는 수많은 환자와 논문을 통해 배웠고, 이를 5M으로 정리했다. 그리고 이 책에 그 배움을 모두 담았다.

80세에 여행을 다닌 나의 할머니도, 90세에 대학 강의를 하는 환자도 5M 렌즈를 통해 바라보면 건강을 위해 최선의 '선택'을 해왔다는 사실을 알 수 있다.

물론 최종적으로는 당신다운 삶의 태도가 '최고의 노후'를 이끌 것이다. 그리고 그것은 당신만이 할 수 있는 일이라고 생각한다.

하지만 최후에 '그때 이렇게 했더라면' 하고 후회하는 사람들이 많이 있다는 것을 알고 있다. 그럴 때 의사로서 더 빨리 조언했더라면 하고 생각한 경우도 있다. 이런 마음도 책에 담았다.

모쪼록 이 책이 한 사람이라도 더 많은 사람에게 전해지고, 한 사람이라도 더 많은 사람을 '최고의 노후'로 이끄는 힌트가 되기를 바라며 펜을 놓는다.

끝으로 감염증에 관한 내용을 확인해준 감염증 전문의 사사키 슈고, 본문의 일러스트와 도표를 맡아준 이와키 유리에, 멋진 표지를 디자인해준

이노우에 신파치를 비롯해 지금까지 수많은 배움의 기회를 준 환자 여러분, 어려서부터 많은 것을 가르쳐주고 이 책에도 등장해준 천국에 있는 조부모님, 지금까지 걸어온 길을 지지해준 가족에게 이 자리를 빌려 감사의 마음을 전한다.

또 나를 질타하고 격려해준 고단샤의 마쓰자키 씨, 그리고 마쓰자키 씨와 나를 연결해주고 우리의 팟캐스트 '의사가 필요 없는 라디오'에서 진행을 맡고 있는 고단샤의 우스이 씨, 두 사람이 없었다면 이 책은 세상에 나오지 않았을 것이다. 진심으로 감사의 말을 전하고 싶다.

문헌 일람

프롤로그

1. 2 건강·복지 | 2018년판 고령사회백서(전체판) | 내각부.
   https://www8.cao.go.jp/kourei/whitepaper/w-2018/html/zenbun/s1_2_2.html
   (accessed April 27, 2021).
2. Tinetti M, Huang A, Molnar F. The Geriatrics 5M's: A New Way of Communicating
   What We Do. J Am Geriatr Soc 2017; 65: 2115.

서장 노화란 무엇인가

1. Hjelmborg JB, Iachine I, Skytthe A, et al. Genetic influence on human lifespan and
   longevity. Hum Genet 2006; 119.
2. Russell-Goldman E, Murphy GF. The Pathobiology of Skin Aging: New Insights into
   an Old Dilemma. Am J Pathol 2020; 190.
3. Yaar M, Gilchrest BA. Skin aging: Postulated mechanisms and consequent
   changes in structure and function. Clin Gertiatr Med 2001; 17.
4. Griffiths CEM. The role of retinoids in the prevention and repair of aged and
   photoaged skin. Clin Exp Dermatol 2001; 26.
5. Rockwood K, Song X, MacKnight C, et al. A global clinical measure of fitness and
   frailty in elderly people. CMAJ 2005; 173.
6. Oresanya LB, Lyons WL, Finalayson E. Preoperative assessment of the older
   patient: A narrative review. JAMA 2014; 311.
7. Clegg A, Young J, Iliffe S, Rikkert MO, Rockwood K. Fraity in elderly people. Lancet
   2013; 381.
8. Collard RM, Boter H, Schoevers RA, Oude Voshaar RC. Prevalence of frailty in
   community-dwelling older persons: A systematic review. J Am Geriatr Soc 2012;
   60.
9. Cawthon PM, Marshall LM, Michael Y, et al. Frailty in older men: Prevalence,
   progression, and relationship with mortality. J Am Geriatr Soc 2007; 55.
10. Schaie KW, Willis SL, Caskie GIL. The Seattle Longitudinal Study: Relationship
    between personality and cognition. Aging, Neuropsychol, and Cognition 2004; 11.

11. Gibson KL, Wu YC, Barnett Y, et al. B-cell diversity decreases in old age and is correlated with poor health status. Aging Cell 2009; 8.

12. Naylor K, Li G, Vallejo AN, et al. The Influence of Age on T Cell Generation and TCR Diversity. J Immunol 2005; 174.

13. Heikkinen T, Järvinen A. The common cold. Lancet 2003; 361: 51-9.

14. Maggini S, Wintergerst ES, Beveridge S, Hornig DH. Selected vitamins and trace elements support immune function by strengthening epithelial barriers and cellular and humoral immune responses. Br J Nutr 2007; 98 Suppl 1.

15. Duggal NA, Pollock RD, Lazarus NR, Harridge S, Lord JM. Major features of immunesenescence, including reduced thymic output, are ameliorated by high levels of physical activity in adulthood. Aging Cell 2018; 17.

16. Bauer ME, Muller GC, Correa BL, Vianna P, Turner JE, Bosch JA. Psychoneuroendocrine interventions aimed at attenuating immunosenescence: A review. Biogerontology 2013; 14: 9-20.

17. Gibson A, Edgar JD, Neville CE, et al. Effect of fruit and vegetable consumption on immune function in older people: A randomized controlled trial. Am J Clin Nutr 2012; 96: 1429-36.

18. D'Alonzo Jr GE. Scope and impact of allergic rhinitis. J Am Osteopath Assoc 2002; 102. https://pubmed.ncbi.nlm.nih.gov/12090643/ (accessed April 18, 2021).

19. Dottorini ML, Bruni B, Peccini F, et al. Skin prick-test reactivity to aeroallergens and allergic symptoms in an urban population of central Italy: A longitudinal study. Clin Exp Allergy 2007; 37: 188-96.

20. Lipton RB, Bigal ME, Diamond M, Freitag F, Reed ML, Stewart WF, et al. Migraine prevalence, disease burden, and the need for preventive therapy. Neurology 2007; 68: 343-9.

21. Dahlöf C, Linde M. One-year prevalence of migraine in Sweden: A population-based study in adults. Cephalalgia 2001; 21: 664-71.

22. 국정 선거의 연대별 투표율 추이에 대해서 | 총무성. https://www.soumu.go.jp/senkyo/senkyo_s/news/sonota/nendaibetu/ (accessed April 18, 2021).

23. Census Bureau. Voting Rates by Age. https://www.census.gov/library/visualizations/2017/comm/voting-rates-age.html (accessed April 18, 2021).

24. 2016년 사회생활 기본조사 | 총무성 통계국. https://www.stat.go.jp/data/shakai/2016/pdf/gaiyou.pdf (accessed April 18, 2021)

1장 신체 기능을 유지하다 _ 몸 [Mobility]

1. 2018년판 고령사회백서 | 내각부.
    https://www8.cao.go.jp/kourei/whitepaper/w-2018/html/zenbun/s1_2_2.html
    (accessed May 25, 2022).

2. Austin N, Devine A, Dick I, Prince R, Bruce D. Fear of falling in older women: A
    longitudinal study of incidence, persistence, and predictors. J Am Geriatr Soc
    2007; 55: 1598-603.

3. Yaemsiri S, Hou N, Slining MM, He K. Growth rate of human fingernails and toenails
    in healthy American young adults. J Eur Acad Dermatology Venreol 2010; 24: 420-
    3.

4. Joanisse S, Nederveen JP, Snijders T, McKay BR, Parise G. Skeletal Muscle
    Regeneration, Repair and Remodelling in Aging: The Importance of Muscle Stem
    Cell and Vascularization. Gerontology 2017; 63: 91-100.

5. Snijders T, Verdijk LB, Smeets JSJ, et al. The skeletal muscle satellite cell response
    to a single bout of resistance-type exercise is delayed with aging in men. Age
    2014; 36.

6. Sinha M, Jang YC, Oh J, et al. Restoring systemic GDF11 levels reverses age-
    related dysfunction in mouse skeletal muscle. Science 2014; 344: 649-52.

7. Delbono O. Neural control of aging skeletal muscle. Aging Cell 2003; 2: 21-9.

8. Carlson BM, Faulkner JA. Muscle transplantation between young and old rats: Age
    of host determines recovery. Am J Physiol 1989; 256.

9. Pasco JA, Mohebbi M, Holloway KL, Brennan-Olsen SL, Hyde NK, Kotowicz
    MA. Musculoskeletal decline and mortality: prospective data from the Geelong
    Osteoporosis Study. J Cachexia Sarcopenia Muscle 2017; 8: 482-9.

10. Baumgartner RN, Koehler KM, Gllagher D, et al. Epidemiology of sarcopenia among
    the elderly in New Mexico. Am J Epidemiol 1998; 147: 755-63.

11. Mitchell WK, Williams J, Atherton P, Larvin M, Lund J, Narici M. Sarcopenia,
    dymapenia, and the impact of advancing age on human skeletal muscle size and
    strength; a quantitative review. Front Physiol 2012; 3: 260.

12. Kortebein P, Ferrando A, Lombeida J, Wolfe R, Evans WJ. Effect of 10 days of bed
    rest on skeletal muscle in healthy older adults. JAMA 2007; 297: 1772-4.

13. Wall BT, Dirks ML, van Loon LJC. Skeletal muscle atrophy during short-term
    disuse: implications for age-related sarcopenia. Aging Res Rev 2013; 12: 898-906.

14. Moreland B, Kakara R, Henry A. Trends in Nonfatal Falls and Fall-Related Injuries
    Among Adults Aged≥65 Years - United States, 2012-2018. MMWR Morb Mortal

Wkly Rep 2020; 69: 875-81.

15. Teno J, Kiel DP, Mor V. Multiple stumbles: a risk factor for falls in community-dwelling elderly. A prospective study. J Am Geriatr Soc 1990;38: 1321-5.

16. Nevitt MC, Cummings SR, Hudes ES. Risk Factor for Injurious Falls: a Prospective Study. J Gerontol 1991; 46: M164-70.

17. Austin N, Devine A, Dick I, Prince R, Bruce D. Fear of falling in older women: A longitudinal study of incidence, persistence, and predictors. J Am Geriatr Soc 2007; 55: 1598-603.

18. Berry SD, Samelson EJ, Hannan MT, McLean RR, Lu M, Cupples LA, Shaffer ML, Beiser AL, Kelly-Hayes M, Kiel DP. Second hip fracture in older men and women: The framingham study. Arch Intern Med 2007; 167: 1971-6.

19. Deyo RA, Tsui-Wu YJ. Descriptive epidemiology of low-back pain and its related medical care in the United States. Spine (Phila Pa 1976) 1987; 12: 264-8.

20. Jordan J, Konstantinou K, O'Dowd J. Herniated lumbar disc. BMJ Clin Evid 2011; 2011. https://www.ncbi.nlm.nih.gov/pmc/articles/PMC3275148/ (accessed May 17, 2021)

21. Chan GK, Duque G. Age-related bone loss: old bone, new facts. Gerontology 2002; 48: 62-71.

22. Giangregorio L, Blimkie CJR. Skeletal adaptations to alterations in weight-bearing activity: A comprison of models of disuse osteoporosis. Sports Med 2002; 32: 459-76.

23. Deyo RA, Rainville J, Kent DL. What can the history and physical examination tell us about low back pain? JAMA 1992; 268: 760-5.

24. Anderson AS, Loeser RF. Why is osteoarthritis an age-related disease? Best Pract Res Clin Rheumatol 2010; 24: 15-26.

25. Loeser RF, Collins JA, Diekman BO. Aging and the pathogenesis of osteoarthritis. Nat Rev Rheumatol 2016; 12: 412-20.

26. 골관절염 | 증상·질환을 알아보다 | 일본정형외과학회. https://www.joa.or.jp/public/sick/condition/osteoarthritis.html (accessed May 22, 2021).

27. Johnson VL, Hunter DJ. The epidemiology of osteoarthritis. Best Pract Res Clin Rheumatol 2014; 28: 5-15.

28. SellamJ, Berenbaum F. Is osteoarthritis a metabolic disease? Jt Bone Spine 2013; 80: 568-73.

29. Yucesoy B; Charles LE, Baker B, Burchfiel CM. Occupational and genetic risk factors for osteoarthritis: A review. Work 2015; 50: 261-73.

30. Newman AB, Arnold AM, Sachs MC, et al. Long-term function in an older cohort--the cardiovascular health study all stars study. J Am Geriatr Soc 2009; 57: 432-40.

31. Britton A, Shipley M, Singh-Manoux A, Marmot MG. Successful aging: The contribution of early-life and midlife risk factors. J Am Geriatr Soc 2008; 56: 1098-105.

32. Pappas G, Queen S, Hadden W, Fisher G. The Increasing Disparity in Mortality between Socioeconomic Groups in the United States, 1960 and 1986. N Engl J Med 1993; 329: 103-9.

33. Kodama S, Saito K, Tanaka S, et al. Cardiorespiratory fitness as a quantitative predictor of all-cause mortality and cardiovascular events in healthy men and women: A meta-analysis. JAMA 2009; 301: 2024-35.

34. Trayes KP, Studdiford JS, Pickle S, Tully AS. Edema: diagnosis and management. Am Fam Physician 2013; 88: 102-10.

35. Smith AD, Crippa A, Woodcock J, Brage S. Physical activity and incident type 2 diabetes mellitus: a systematic review and dose-response meta-analysis of prospective cohort studies. Diabetologia 2016; 59: 2527-45.

36. Kyu HH, Bachman VF, Alexander LT, et al. Physical activity and risk of breast cancer, colon cancer, diabetes, ischemic heart disease, and ischemic stroke events: systematic review and dose-reponse meta-analysis for the Global Burden of Disease Study 2013. BMJ 2016; 354: i3857.

37. Piercy KL, Troiano RP, Ballard RM, et al. The physical activity guidelines for Americans. JAMA 2018; 320; 2020-8.

38. Biswas A, Oh PI, Faulkner GE, et al. Sedentary time and its association with risk for disease incidence mortality, and hospitalization in adults: a systematic review and meta-analysis. Ann Intern Med 2015; 162: 123-32.

39. O'Donovan G, Lee IM, Hamer M, Stmatakis E. Association of "weekend warrior" and other leisure time physical activity patterns with risks for all-cause, cardiovascular disease, and cancer mortality. JAMA Intern Med 2017; 177: 335-42.

40. Saint-Maurice PF, Troiano RP, Bassett Jr DR, et al. Association of Daily Step Count and Step Intensity with Mortality among US Adults. JAMA 2020; 323: 1151-60.

41. Arem H, Moore SC, Patel A, et al. Leisure time physical activity and mortality: A detailed pooled analysis of the dose-response relationship. JAMA Intern Med 2015; 175: 959-67.

42. Lavie CJ, O'Keefe JH, Sallis RE. Exercise and the heart-the harm of too little and too much. Curr Sports Med Rep 2015; 14: 104-9.

43. Sheffrin M, Miao Y, Boscardin WJ, Steinman MA. Weight Loss Associated with Cholinesterase Inhibitors in Individuals with Dementia in a National Healthcare System. J Am Geriatr Soc 2015; 63: 1512-8.

44. Armstrong DG, Boulton AJM, Bus SA. Diabetic Foot Ulcers and Their Recurrence. N Engl J Med 2017; 376: 2367-75.

45. Walsh JW, Hoffstad OJ, Sullivan MO, Margolis DJ. Association of diabetic foot ulcer and death in a population-based cohort from the United Kingdom. Diabet Med 2016; 33: 1493-8.

46. Koepsell TD, Wolf ME, Buchner DM, et al. Footwear style and risk of falls in older adults. J Am Geriatr Soc 2004; 52: 1495-501.

47. Keall MD, Pierse N, Howden-Chapman P, et al. Home modifications to reduce injuries from falls in the Home Injury Prevention Intervention (HIPI) study: A cluster-randomised controlled trial. Lancet 2015; 385: 231-8.

48. CDC National Center for Injury Prevention and Control. Check for Safety: A Home Fall Prevention Checklist for Older Adults. https://www.cdc.gov/steadi (accessed June 27, 2021).

2장 치매에도 우울증에도 걸리지 않는다 _ 마음 [Mind]

1. 2019년 6월 20일 치매 정책의 종합적인 추이에 대해서(참고 자료) | 후생노동성 노건국. https://www.mhlw.go.jp/content/12300000/000519620.pdf (accessed May 25, 2022).

2. Driscoll I, Davatzikos C, An Y, et al. Longitudinal pattern of regional brain volume change differentiates normal aging from MCI. Neurology 2009; 72: 1906-13.

3. Sastry PS, Rao KS. Apoptosis and the nervous system. J Neurochem 2000; 74: 1-20.

4. Dorszewska J. Cell biology of normal brain aging: synaptic plasticity-cell death. Aging Clin Exp Res 2013; 25: 25-34.

5. Mountz JM, Laymon CM, Cohen AD, et al. Comparison of qualitytive and quantitative imaging characteristics of [11 C] PiB and [18 F] flutemetamol in normal control and Alzheimer's subjects. Neuroimage Clin 2015; 9: 592-8.

6. Harada CN, Natelson Love MC, Triebel KL. Normal cognitive aging. Clin Geriatr Med 2013; 29: 737-52.

7. Wilson RS, Beckett LA, Barnes LL, et al. Individual differences in rates of change in cognitive abilities of older persons. Psychol Aging 2002; 17: 179-93.

8. Bian Z, Anderson GJ. Aging and the perception of egocentric distance. Psychol Aging 2013; 28: 813-25.

9. Salthouse T. Consequences of age-related cognitive declines. Annu Rev Psychol 2012; 63: 201-26.

10. Gale SA, Acar D, Daffner KR. Dementia. Am J Med 2018; 131: 1161-9.

11. Querfurth HW, LaFerla FM. Alzheimer's disease. N Engl J Med 2010; 362: 329-44.

12. Murphy MP. Amyloid-Beta Solubility in the Treatment of Alzheimer's Disease. N Engl J Med 2018; 378: 391-2.

13. Neuropathology Group of the Medical Research Council Cognitive Function and Aging Study (MRC CFAS). Pathological correlates of late-onset dementia in a multicentre, community-based population in England and Wales. Lancet 2001; 357: 169-75.

14. Schneider JA, Arvanitakis Z, Bang W, Bennett DA. Mixed brain pathologies account for most dementia cases in community-dwelling older persons. Neurology 2007; 69: 2197-204.

15. Lindenbaum J, Healton EB, Savage DG, et al. Neuropsychiatric disorders caused by cobalamin deficiency in the absence of anemia or macrocytosis. N Engl J Med 1988; 318: 1720-8.

16. Scott JM, Folate and vitamin B12. Proc Nutr Soc 1999; 58: 441-8.

17. Lam JR, Schneider JL, Zhao W, Corley DA. Proton pump inhibitor and histamine 2 receptor antagonist use and vitamin B12 deficiency. JAMA 2013; 310: 2435-42.

18. Sumner AE, Chin MM, Abrahm JL, et al. Elevated methylmalonic acid and total homocysteine levels show high prevalence of vitamin B12 deficiency after gastric surgery. Ann Intern Med 1996; 124: 469-76.

19. Francis J. Delirium in older patients. J Am Geriatr Soc 1992; 40: 829-38.

20. Inouye SK, van Dyck CH, Alessi CA, Balkin S, Siegal AP, Horwitz RI. Clarifying confusion: The confusion assessment method. A new method for detection of delirium. Ann Intern Med 1990; 113: 941-8.

21. Kennedy M, Helfand BKI, Gou RY, et al. Delirium in Older Patients With COVID-19 Presenting to the Emergency Department. JAMA New Open 2020; 3: e2029540.

22. Fick DM, Agostini JV, Inouye SK. Delirium superimposed on dementia: a systematic review. J Am Geriatr Soc 2002; 50: 1723-32.

23. Koenig HG, George LK, Peterson BL, Pieper CF. Depression in medically ill hospitalized older adults: prevalence, characteristics, and course of symptoms according to six diagnostic schemes. Am J Psychiatry 1997; 154:1376-83.

24. Katon WJ, Lin E, Russo J, Unützer J. Increased medical costs of a population-

based sample of depressed elderly patients. Arch Gen Psychiatry 2003; 60: 897-903.

25. Birrer RB, Vemuri SP. Depression in Later Life: A Diagnostic and Therapeutic Challenge. Am Fam Physician 2004; 69: 2375-82.

26. Cole MG, Dendukuri N. Risk factors for depression among elderly community subjects: a systematic review and meta-analysis. Am J Psychiatry 2003; 160: 1147-56.

27. Sheline YI, Price JL, Vaishnavi SN, et al. Regional white matter hyperintensity burden in automated segmentation distinguishes late-life depressed subjects from comparison subjects matched for vascular risk factors. Am J Psychiatry 2008; 165: 524-32.

28. Robinson RG. Poststroke depression: prevalence, diagnosis, treatment, and disease progression. Biol Psychiatry 2003; 54: 376-87.

29. Lyketsos CG, Olin J. Depression in Alzheimer's disease: overview and treatment. Biol Psychiatry 2002; 52: 243-52.

30. Diniz BS, Butters MA, Albert SM, Dew MA, Reynolds 3rd CF. Late-life depression and risk of vascular dementia and Alzheimer's disease: systematic review and meta-analysis of community-based cohort studies. Br J Psychiatry 2013; 202: 329-35.

31. Rinaldi P, Mecocci P, Benedetti C, et al. Validaton of the five-item geriatric depression scale in elderly subjects in three different settings. J Am Geriatr Soc 2003; 51: 694-8.

32. 스기시타 모리히로, 아사다 다카시. 고령자용 우울 척도 단축판-일본판(Geriatric Depression Scale-Short Version-Japanese, GDS-S-J)의 작성에 대해서. 인지신경과학 2009; 11: 87-90.

33. Satizabal CL, Beiser AS, Chouraki V, Chêne G, Dufouil C, Seshadri S. Incidence of Dementia over Three Decades in the Framingham Heart Study. N Engl J Med 2016; 374: 523-32.

34. DeFina LF, Wills BL, Radford NB, et al. The association between midlife cardiorespiratory fitness levels and later-life dementia: a cohort study. Ann Intern Med 2013; 158: 162-8.

35. Sabia S, Fayosse A, Dumurgier J, et al. Association of sleep duration in middle and old age with incidence of dementia. Nat Commun 2021; 122289

36. Engelhart MJ, Geerlings MI, Ruitenberg A, et al. Dietary intake of antioxidants and risk of Alzheimer disease. JAMA 2002; 287: 3223-9.

37. Commenges D, Scotet V, Renaud S, Jacqmin-Gadda H, Barberger-Gateau P,

Dartigues JF. Intake of flavonoids and risk of dementia. Eur J Epidemiol 2000; 16: 357-63.

38. Henderson VW, St John JA, Hodis HN, et al. Long-term soy isoflavone supplementation and cognition in women: a randomized, controlled trial. Neurology 2012; 78: 1841-8.

39. Kang JH, Cook N, Manson J, Buring JE, Grodstein . A randomized tial of vitamin E supplementation and cognitive function in women. Arch Intern Med 2006; 166: 2462 8.

40. Kang JH, Cook NR, Manson JE, Buring JE, Albert CM, Grodstein F. Vitamin E, Vitamin C, beta carotene, and cognitive function among women with or at risk of cardiovascular disease: The Women's Antioxidant and Cardiovascular Study. Circulation 2009; 119: 2772-80.

41. Livingston G, Huntley J, Sommerlad A, et al. Dementia prevention, intervention, and care: 2020 report of the Lancet Commission. Lancet 2020; 396: 413-46.

42. Staessen JA, Thijs L, Richart T, Odili AN, Birkenhäger WH. Placebo-controlled trials of blood pressure-lowering therapies for primary prevention of dementia. Hypertension 2011; 57: e6-7.

43. Scarmeas N, Stern Y, Mayeux R, Manly JJ, Schupf N, Luchsinger JA. Mediterranean diet and mild cognitive impairment. Arch Neurol 2009; 66: 216-25.

44. Morris MC, Tangney CC, Wang Y, Sacks FM, Bennett DA, Aggarwal NT. MIND diet associated with reduced incidence of Alzheimer's disease. Alzheimers Dement 2015; 11: 1007-14.

45. Estruch R, Ros E, Salas-Salvadó J, et al. Primary Prevention of Cardiovascular Disease with a Mediterranean Diet Supplemented with Extra-Virgin Olive Oil or Nuts. N Engl J Med 2018; 378: e34.

46. Valls-Pedret C, Sala-Vila A, Serra-Mir M, et al. Mediterranean Diet and Age-Related Cognitive Decline: A Randomized Clinical Trial. JAMA Intern Med 2015; 175: 1094-103.

47. Psaltopoulou T, Sergentanis TN, Panagiotakos DB, Sergentanis IN, Kosti R, Scarmeas N. Mediterranean diet, stroke, cognitive impairment, and depression: A meta-analysis. Ann Neurol 2013; 74: 580-91.

48. Evin G, Hince C. BACE1 as a Therapeutic Target in Alzheimer's Disease: Rationale and Current Status. Drugs Aging 2013; 30: 755-64.

49. Knopman DS. Lowering of Amyloid-Beta by β-Secretase Inhibitors - Some Informative Failures. N Engl J Med 2019; 380: 1476-8.

50. Honig LS, Vellas B, Woodward M, et al. Trial of Solanezumab for Mild Dementia

Due to Alzheimer's Disease. N Engl J Med 2018; 378: 321-30.

51. Schneider L. A resurrection of aducanumab for Alzheimer's disease. Lancet Neurol 2020; 19: 111-2.

52. Dunn B, Stein P, Cavazzoni P. Approval of Aducanumab for Alzheimer's Disease - the FDA's Perspective. JAMA Intern Med 2021; 181.

53. Talan J. An Experimental Drug for Alzheimer's Disease Heads to the FDA. Neurolgy Today 2019; 19: 8-33.

54. Rybarczyk B, DeMarco G, DeLaCruz M, Lapidos S. Comparing Mind-Body Wellness Interventions for Older Adults with Chronic Illness: Classroom versus Home Instruction. Behav Med 1999; 24: 181-90.

55. Alexopoulos GS. New Concepts for Prevention and Treatment of Late-Life Depression. Am J Psychiatry 2001; 158: 835-8.

56. Sirey JA, Bruce ML, Alexopoulos GS, et al. Perceived Stigma as a Predictor of Treament Discontinuation in Young and Older Outpatients With Depression. Am J Psychiatry 2001; 158: 479-81.

57. Pinquart M, Duberstein PR, Lyness JM. Treatments for Later-life Depressive Conditions: A Meta-Analytic Comparison of Pharmacotherapy and Psychotherapy. Am J Psychiatry 2006; 163: 1493-501.

58. Lucas M, et al. Coffee, Caffeine, and Risk of Depression Among Women. Arch Intern Med 2011; 171: 1571-8.

59. O'Keeffe ST, Gavin K, Lavan JN. Iron status and restless legs syndrome in the elderly. Age Aging 1994; 23: 200-3.

60. Jaehne A, Loessl B, Bárkai Z, Riemann D, Hornyak M. Effects of nicotine on sleep during consumption, withdrawal and replacement therapy. Sleep Med Rev 2009; 13: 363-77.

61. Tan JL, Eastment JG, Poudel A, Hubbard RE. Age-Related Changes in Hepatic Function: An Update on Implications for Drug Therapy. Drugs Aging 2015; 32: 999-1008.

62. Pomara N, Stanley B, Block R, et al. Adverse effects of single therapeutic doses of diazepam on performance in normal geriatric subjects: relationship to plasma concentrations. Psychopharmacolgy (Berl) 1984; 84: 342-6.

63. Sadler P, McLaren S, Klein B, Harvery J, Jenkins M. Cognitive behavior therapy for older adults with insomnia and depression: a randomized controlled trial in community mental health services. Sleep 2018; 41.

64. Siu PM, Yu AP, Tam BT, et al. Effects of Tai Chi or Exercise on Sleep in Older Adults With Insomnia: A Randomized Clinical Trial. JAMA New Open 2021; 4: e2037199.

3장 약을 최적화한다 _ 약 [Medications]

1. Qato DM, Wilder J, Schumm LP, Gillet V, Alexander GC. Changes in Prescription and Over-the-Counter Medication and Dietary Supplement Use Among Older Adults in the United States, 2005 vs 2011. JAMA Intern Med 2016; 176: 473-82.
2. Blood Pressure Lowering Treatment Trialists' Collaboration, Turnbull F, Neal B, et al. Effects of differrent regimens to lower blood pressure on major cardiovascular events in older and younger adults: meta-analysis of randomlzed trials. BMJ 2008, 336: 1121-3.
3. Jha AK, Kuperman GJ, Rittenberg E, Teich JM, Bates DW. Identifying hospital admissions due to adverse drug events using a computer-based monitor. Pharmacoepidemiol Drug Saf 2001; 10: 113-9.
4. By the 2019 American Geriatrics Society Beers Criteria® Update Expert Panel. American Geriatrics Society 2019 Updated AGS Beers Criteria® for Potentially Inappropriate Medication Use in Older Adults. J Am Geriatr Soc 2019; 67: 674-94.
5. Overview | Depression in adults: recognition and management | Guidance | NICE.
6. Fava M. Prospective Studies of Adverse Events Related to Antidepressant Discontinuation. J Clin Psychiatry 2006; 67: 14-21.
7. Lejoyeux M, Adès J. Antidepressant discontinuation: A review of the literature. J Clin Psychiatry 1997; 58: 11-5; discussion 16.
8. Nahin RL, Pecha M, Welmerink DB, Sink K, Dekosky ST, Fitzpatrick AL, et al. Concomitant use of prescription drugs and dietary supplements in ambulatory elderly people. J Am Geriatr Soc 2009; 57: 1197-205.
9. Forrest KYZ, Stuhldreher WL. Prevalence and correlates of vitamin D deficiency in US adults. Nutr Res 2011; 31: 48-54.
10. Huang HY, Caballero B, Chang S, et al. The efficacy and safety of multivitamin and mineral supplement use to prevent cancer and chronic disease in adults: a systematic review for a National Institutes of Health state-of-the science conference. Ann Intern Med 2006; 145: 372-85.
11. Coulter ID, Hardy ML, Morton SC, et al. Antioxidants vitamin C and vitamin E for the prevention and treatment of cancer. J Gen Intern Med 2006; 21: 735-44.
12. Al-Khudairy L, Flowers N, Wheelhouse R, et al. Vitamin C supplementation for the primary prevention of cardiovascular disease. Cochrane Database Syst Rev 2017; 3.
13. Soprano DR, Soprano KJ. Retionids as teratogens. Annu Rev Nutr 1995; 15: 111-32.
14. Feskanich D, Singh V, Willett WC, Colditz GA. Vitamin A intake and hip fractures

among postmenopausal women. JAMA 2002; 287: 47-54.

15. Ferraro PM, Curhan GC, Gambaro G, Taylor EN. Total, Dietary, and Supplemental Vitamin C Intake and Risk of Incident Kidney Stones. Am J Kidney Dis 2016; 67: 400-7.

16. Miller 3rd ER, Pastor-Barriuso R, Dalal D, Riemersma RA, Appel LJ, Guallar E. Meta-analysis: high-dosage vitamin E supplementation may increase all-cause mortality. Ann Intern Med 2005; 142.

17. World RS, Lopez ST, Yau CL, et al. Increasing trends in elderly persons' use of nonvitamin, nonmineral dietary supplements and concurrent use of medications. J Am Diet Assoc 2005; 105: 54-63.

18. Ikegami F, Fujii Y, Satoh T. Toxicological considerations of Kampo medicines in clinical use. Toxicology 2004; 198: 221-8.

19. U.S. Preventive Services Task Force. Folic acid for the prevention of neural tube defects: U.S. Preventive Services Task Force recommendation statement. Ann Intern Med 2009; 150: 626-31.

20. Moyer VA, U.S. Preventive Service Task Force. Vitamin, mineral, and multivitamin supplements for the primary prevention of cardiovascular disease and cancer: U.S. Preventive Services Task Force recommendation statement. Ann Intern Med 2014; 160: 558-64.

21. Steinman MA, Seth Landefeld C, Rosenthal GE, Berthenthal D, Sen S, Kaboli PJ. Polypharmacy and prescribing quality in older people. J Am Geriatr Soc 2006; 54: 1516-23.

22. Soumerai SB, Pierre-Jacques M, Zhang F, et al. Cost-related medication nonadherence among edlerly and disabled medicare beneficiaries: a national survey 1 year before the medicare drug benefit. Arch Intern Med 2006; 166: 1829-35.

23. Rochon PA, Anderson GM, Tu J V, et al. Age-and gender-related use of low-dose drug therapy: the need to manufacture low-dose therapy and evaluate the minimum effective dose. J Am Geriatr Soc 1999; 47: 954-9.

24. O'Mahony D, O'Sullivan D, Byrne S, O'Connor MN, Ryan C, Gallagher P. STOPP/START criteria for potentially inappropriate prescribing in older people: version 2. Age Ageing 2015; 44: 213-8.

25. 아토바스타틴수화물정의 약 일람 | 닛케이메디컬처방약사전. https://medical.nikkeibp.co.jp/inc/all/drugdic/search?words=아토바스타틴칼슘수화물정 (accessed Nov 20, 2021).

4장 질병을 예방한다, 현명하게 동행한다 _ 예방 [Multicomplexity]

1. The State of Aging and Health in America 2007 | CDC.
2. 2017년 환자 조사 현황 | 후생노동성
    https://www.mhlw.go.jp/toukei/saikin/hw/kanja/17/index.html (accessed May 25, 2022).
3. 2016년 '국민 건강·영양 조사' 결과 | 후생노동성.
    https://www.mhlw.go.jp/stf/houdou/0000177189.html (accessed May 25, 2022).
4. Blokzijl F, de Ligt J, Jager M, et al. Tissue-specific mutation accumulation in human adult stem cells during life. Nature 2016; 538: 260-4.
5. Kizman DW, Scholz DG, Hagen PT, Ilstrup DM, Edwards WD. Age-related changes in normal human hearts during the first 10 decades of life. Part II (Maturity): A quantitative anatomic study of 765 specimens from subjects 20 to 99 years old. Mayo Clin Proc 1988; 63: 137-46.
6. Bergmann O, Bhardwaj RD, Bernard S, et al. Evidence for cardiomyocyte renewal in humans. Science 2009; 324: 98-102.
7. Zhang XP, Vatner SF, Shen YT, et al. Increased apoptosis and myocyte enlargement with decreased cardiac mass; distinctive features of the aging male, but not female, monkey heart. J Mol Cell Cardiol 2007; 43: 487-91.
8. Gates PE, Tanaka H, Graves J, Seals DR. Left ventricuar structure and diastolic function with human ageing. Relation to habitual exercise and arterial stiffness. Eur Heart J 2003; 24: 2213-20.
9. Vilcant V, Zeltser R. Treadmill Stress Testing. StatPearls 2021.
    https://pubmed.ncbi.nlm.nih.gov/29763078/ (accessed Dec 5, 2021).
10. Ozemek C, Whaley MH, Finch WH, Kaminsky LA. High Cardiorespiratory Fitness Levels Slow the Decline in Peak Heart Rate with Age. Med Sci Sports Exerc 2016; 48: 73-81.
11. Denic A, Glassock RJ, Rule AD. Structural and Functional Changes With the Aging Kidney. Adv Chronic Kidney Dis 2016; 23: 19-28.
12. Fuiano G, Sund S, Mazza G, et al. Renal hemodynamic response to maximal vasodilating stimulus in healthy older subjects. Kidney Int 2001; 59: 1052-8.
13. Ungar A, Castellani S, Di Serio C, et al. Changes in renal autacoids and hemodynamics associated with aging and isolated systolic hypertension. Prostaglandins Other Lipid Mediat 2000; 62: 117-33.
14. Field TS, Gurwitz JH, Glynn RJ, et al. The renal effects of nonsteroidal anti-inflammatory drugs in older people: finding from the Established Populations for

Epidemiologic Studies of the Elderly. J Am Geriatr Soc 1999; 47: 507-11.

15. Parsons TJ, Sartini C, Ash S, et al. Objectively measured physical activity and kidney function in order men; a cross-sectional population-based study. Age Ageing 2017; 46: 1010-4.

16. 2017년판 고령사회백서 | 내각부. https://www8.cao.go.jp/kourei/whitepaper/w-2017/html/zenbun/s1_2_3.html

17. 2016년 5월 26일 고령자 의료의 현 상황에 대해서 | 후생노동성 보험국. https://www.mhlw.go.jp/file/05-Shingikai-12601000-Seisakutoukatsukan-Sanjkanshitsu_Shakaihoshoutantou/0000125582.pdf (accessed Dec 5, 2021).

18. 2020년 간이생명표 현황 | 후생노동성. https://www.mhlw.go.jp/toukei/saikin/hw/life/life20/index.html (accessed Dec 12, 2021).

19. Capri M, Salvioli S, Sevini F, et al. The genetics of human longevity. Ann N Y Acad Sci 2006; 1067: 252-63.

20. Mari D, Coppola R, Provenzano R. Hemostasis factors and aging. Exp Gerontol 2008; 43: 66-73.

21. Newman AB, Murabito JM. The epidemiology of longevity and exceptional survival. Epidemiol Rev 2013; 35: 181-97.

22. Perls TT. The different paths to 100. Am J Clin Nutr 2006; 83.

23. Craig WY, Palomaki GE, Haddow JE. Cigarette smoking and serum lipid and lipoprotein concentrations: an analysis of published data. BMJ 1989; 298: 784-8.

24. Faccini FS, Hollenbeck CB, Jeppesen J, Chen YD, Reaven GM. Insulin resistance and cigarette smoking. Lancet 1992; 339: 1128-30.

25. Cryer PE, Haymond MW, Santiago J V, Shah SD. Norepinephrine and epinephrine release and adrenergic mediation of smoking-associated hemodynamic and metabolic events. N Engl J Med 1976; 295: 573-7.

26. Bermudez EA, Rifai N, Buring JE, Manson JE, Ridker PM. Relation between markers of systemic vascular inflammation and smoking in women. Am J Cardiol 2002; 89: 1117-9.

27. Johnson HM, Gossett LK, Piper ME, et al. Effects of smoking and smoking cessation on endothelial function: 1-year outcomes from a randomized clinical trial. J Am Cell Cardiol 2010; 55: 1988-95.

28. Ezzati M, Henley SJ, Thun MJ, Lopez AD. Role of smoking in global and rgional cardiovascular mortality. Circulation 2005; 112: 489-97.

29. Vineis P, Alavanja M, Buffler P, et al. Tobacco and cancer: recent epidemiological evidence. J Natl Cancer Inst 2004; 96: 99-106.

30. Løkke A, Lange P, Scharling H, Fabricius P, Vestbo J. Developing COPD: a 25 year follow up study of the general population. Thorax 2006; 61: 935-9.

31. Willi C, Bodenmann P, Ghali WA, Faris PD, Cornuz J. Active smoking and the risk of type 2 diabetes: a systematic review and meta-analysis. JAMA 2007; 298: 2654-64.

32. Kanis JA, Johnell O, Oden A, et al. Smoking and fracture risk: a meta-analysis. Osteoporos Int 2005; 16: 155-62.

33. Practice Committee of the American Society for Reproductive Medicine. Smoking and infertility: a committee opinion. Fertil Steril 2012; 98: 1400-6.

34. Ye J, He J, Wang C, et al. Smoking and risk of age-related cataract: a meta-analysis. Invest Ophthalmol Vis Sci 2012; 53: 3885-95.

35. Rigotti NA. Clinical practice. Treatment of tobacco use and dependence. N Engl J Med 2002; 346: 506-12.

36. 노동안전위생법(안위법) | 안전위생정보센터. https://www.jaish.gr.jp/anzen/hor/hombun/hor1-1/hor1-1-1-m-0.htm (accessed July 14, 2019)

37. 노동안전위생규칙(안위칙) 목차 | 안전위생정보센터. https://www.jaish.gr.jp/anzen/hor/hombun/hor1-2/hor1-2-1-m-0.htm (accessed July 14, 2019)

38. Obesity: preventing and managing the global epidemic: Report of a WHO consultation. WHO Technical Report Series 2000; 894: i-xii, 1-253.

39. 2020년 결핵등록자 정보조사연보 집계 결과에 대해서 | 후생노동성. https://www.mhlw.go.jp/stf/seisakunitsuite/bunya/0000175095_00004.html (accessed May 25, 2022)

40. Melamed MR. Lung cancer screening results in the National Cancer Institute New York study. Cancer 2000; 89: 2356-62.

41. Final Recommendation Statement: Lung Cancer: Screening | U.S. Preventive Service Task Force. https://www.uspreventiveservicestaskforce.org/Page/Document/RecommendationStatementFinal/lung-cancer-screening (accessed July 16, 2019)

42. Chou R, High Value Care Task Force of the American College of Physicians. Cardiac screening with electrocardiography, stress echocardiography, or myocardial perfusion imaging: advice for high-value care from the American College of Physicians. Ann Intern Med 2015; 162: 438-47.

43. 암 진단 | 후생노동성. https://www.mhlw.go.jp/stf/seisakunitsuite/bunya/0000059490.html (accessed

Jan 8, 2022)

44. Lee SJ, Leipzig RM, Walter LC. Incorporating lag time to benefit into prevention decisions for older adults. JAMA 2013; 310: 2609-10.

45. Lee SJ, Boscardin WJ, Stijacic-Cenzer I, Conell-Price J, O'Brien S, Walter LC. Time lag to benefit after screening for breast and colorectal cancer: meta-analysis of survival data from the United States, Sweden United Kingdom, and Denmark. BMJ 2013; 346.

46. Benefits from Immunization During the Vaccines for Children Program Era-United States, 1994-2013. https://www.cdc.gov/mmwr/preview/mmwrhtml/mm6316a4.htm (accessed Jan 14, 2013)

47. Rashid H, Khandaker G, Booy R. Vaccination and herd immunity: what more do we know? Curr Opin Infect Dis 2012; 25: 243-9.

48. Healy CM, Pickering LK. How to communicate with vaccine-hesitant parents. Pediatrics 2011; 127: Suppl 1.

49. 예방접종 일정 | 국립감염증연구소. https://www.niid.go.jp/niid/ja/schedule.html (accessed Jan 16, 2022).

50. Cheng AC, Macartney KK, Waterer GW, Kotsimbos T, Kelly PM, Blyth CC. Repeated Vaccination Does Not Appear to Impact Upon Influenza Vaccine Effectiveness Against Hospitalization With Confirmed Influenza. Clin Infect Dis 2017; 64: 1564-72.

51. Liang JL, Tiwari T, Moro P, et al. Prevention of Pertussis, Tetanus, and Diphtheria with Vaccines in the United States: Recommendations of the Advisory Committee on Immunization Practice (ACIP). MMWR Recomm reports 2018; 67: 1-44.

52. Lai H, Cunningham AL, Godeaux O, et al. Efficacy of an adjuvanted herpes zoster subunit vaccine in older adults. N Engl J Med 2015; 372: 2087-96.

53. Rai SK, Fung TT, Lu N, Keller SF, Curhan GC, Choi HK. The Dietary Approaches to Stop Hypertension (DASH) diet, Western diet, and risk of gout in men: prospective cohort study. BMJ 2017; 357.

54. Estruch R, Ros E, Salas-Salvadó J, et al. Primary Prevention of Cardiovascular Disease with a Mediterranean Diet Supplemented with Extra-Virgin Olive Oil or Nuts. N Engl J Med 2018; 378: e34.

55. Rumgay H, Shield K, Charvat H, et al. Global burden of cancer in 2020 attributable to alcohol consumption: a population-based study. Lancet Oncol 2021; 22: 1071-80.

56. Stahre M, Roeber J, Kanny D, Brewer RD, Zhang X. Contribution of excessive alcohol consumption to deaths and years of potential life lost in the United States.

Prev Chronic Dis 2014; 11.

57. 알코올| 후생노동성.
    https://www.mhlw.go.jp/www1/topics/kenko21_11/b5.html (accessed Jan 18, 2022)

58. 음주 지침 | e-헬스넷(후생노동성).
    https://www.e-healthnet.mhlw.go.jp/information/alcohol/a-03-003.html
    (accessed Jan 18, 2022)

59. Bagnardi V, Rota M, Botteri E, et al. Light alcohol drinking and cancer: a meta-analysis. Ann Oncol 2013; 24: 301-8.

60. Hernán MA, Takkouche B, Caamaño-Isorna F, Gestal-Otero JJ. A meta-analysis of coffee drinking cigarette smoking, and the risk of Parkinson's disease. Ann Neurol 2002; 52: 276-84.

61. Barranco Quintana JL, Allam MF, Del Castillo AS, Navajas RFC. Alzheimer's disease and coffee: a quantitative review. Neurol Res 2007; 29: 91-5.

62. Huxley R, Lee CMY, Barzi F, et al. Coffee, decaffeinated coffee, and tea consumption in relation to incident type 2 diabetes mellitus: a systematic review meta-analysis. Arch Intern Med 2009; 169: 2053-63.

63. Poole R, Kennedy OJ, Roderick P, Fallow field JA, Hayes PC, Parkes J. Coffee consumption and health: umbrella review of meta-analysis of multiple health outcomes. BMJ 2017; 359: j5024.

64. Gunja N, Brown JA. Energy drinks: health risks and toxicity. Med J Aust 2012; 196: 46-9.

65. Bird ET, Parker BD, Kim HS, Coffield KS. Caffeine ingestion and lower urinary tract symptoms in healthy volunteers. Neurourol Urodyn 2005; 24: 611-5.

66. Bøhn SK, Blomhoff R, Paur I. Coffee and cancer risk, epidemiological evidence, and molecular mechanism. Mol Nutr Food Res 2014; 58: 915-30.

67. Heckman MA, Weil J, de Mejia EG. Caffeine (1, 3, 7-trimethylxanthine) in foods: a comprehensive review on consumption, functionality, safety, and regulatory matters. J Food Sci 2010; 75.

5장 나에게 무엇이 중요한가 _ 삶의 의미 [Matters Most to Me]

1. Silveira MJ, Kim SYH, Langa KM. Advance directive and outcomes of surrogate decision making before death. N Engl J Med 2010; 362: 1211-8.

2. Allen LA, Stevenson LW, Grady KL, et al. Decision making in advanced heart

failure: a scientific ststement from the American Heart Association. Circulation 2012; 125: 1928-52.

3. Steinhauser KE, Clipp EC, McNeilly M, Christakis NA, McIntyre LM, Tulsky JA. In search of a good death: observations of patients, families, and providers. Ann Intern Med 2000; 132: 825-32.

4. Teno JM, Clarridge BR, Casey V, et al. Family perspectives on end-of-life care at the last place of care. JAMA 2004; 291: 88-93.

5. 2017년도 인생최종단계의 의료에 관한 의식조사 결과(확정판) | 인생최종단계 의료의 보급·계발 자세에 관한 검토회.
https://www.mhlw.go.jp/stf/shingi2/0000200742.html (accessed May 25, 2022).

6. '인생회의' 해보지 않겠습니까 | 후생노동성.
https://www.mhlw.go.jp/stf/newpage_02783.html (accessed Dec 24, 2021).

7. Hospice Facts & Figures | NHPCO.
https://www.nhpco.org/hospice-facts-figures/ (accessed Jan 26, 2022).

8. 특정비영리활동법인 일본호스피스 완화케어협회.
https://www.hpcj.org/ (accessed Jan 26, 2022).

9. 제9회 고령자 생활과 의식에 관한 국제 비교 조사(전체판) PDF 형식 | 내각부.
https://www8.cao.go.jp/kourei/ishiki/r02/zentai/pdf_index.html
(accessed Feb 1, 2022).

10. Tomioka K, Kurumatani N, Hosoi H. Relationship of Having Hobbies and a Purpose in Life With Mortality, Activities of Daily Living, and Instrumental Activities of Daily Living Among Community-Dwelling Elderly Adults. J Epidemiol 2016; 26: 361-70.

11. Seckler AB, Meier DE, Mulvihill M, Paris BE. Substituted judgment: how accurate are proxy predictions? Ann Intern Med 1991; 115: 92-8.

12. Uhlmann RF, Pearlman RA. Perceived Quality of Life and Preferences for Life-Sustaining Treatment in Older Adults. Arch Intern Med 1991; 151: 495-7.

13. Morrison RS, Meier DE, Arnold RM. What's Wrong With Advance Care Planning? JAMA 2021; 326: 1575-6.

14. Jimenez G, Tan WS, Virk AK, Low CK, Car J, Ho AHY. Overview of Systematic Reviews of Advance Care Planning: Summary of Evidence and Global Lessons. J Pain Symptom Manage 2018; 56: 436-59. e25.

15. McMahan RD, Tellez I, Sudore RL. Deconstructing the Complexities of Advance Care Planning Outcomes: What Do We Know and Where Do We Go? A Scoping Review. J Am Geriatr Soc 2021; 69: 234-44.

16. Legislation | NY State Senate.
https://www.nysenate.gov/legislation/laws/PBH/2965 (accessed Feb 2, 2022).

17. Emanuel EJ, Emanuel LL. Proxy Decision Making for Incompetent Patients: An Ethical and Empirical Analysis. JAMA 1992; 267: 2067-71.

18. Shalowitz DI, Garrett-Mayer E, Wendler D. The accuracy of surrogate decision makers: a systematic review. Arch Intern Med 2006; 166: 493-7.

19. POLST: Portable medical orders for seriously ill or frail individuals. https://polst.org/ (accessed Feb 6, 2022).

20. Brinkman-Stoppelenburg A, Rietjens JAC, van der Heide A. The effects of advance care planning on end-of-life care: a systematic review. Palliat Med 2014; 28: 1000-25.

21. Kim YS, Escobar GJ, Halpern SD, Greene JD, Kipnis P, Liu V. The Natural History of Changes in Preference for Life-Sustaining Treatments and Implications for Inpatient Mortality in Younger and Older Hospitalized Adults. J Am Geriatr Soc 2016; 64: 981-9.

22. Curtis JR. Three Stories About the Value of Advance Care Planning. JAMA 2021; 326: 2133-34.

23. Schaie KW, Willis SL, Caskie GIL. The Seattle Longitudinal Study: Relationship between personality and cognition. Aging, Neuropsychol, Cogn 2004; 11.

24. Global report on ageism | World Health Organization. https://www.who.int/publications/i/item/9789240016866 (accessed Jan 9, 2022).

25. Mikton C, de la Fuente-Núñez V, Officer A, Krug E. Ageism: a social determinant of health that has come of age. Lancet 2021; 397: 1333-4.

최고의 노후

초판 1쇄 발행 2024년 1월 5일
초판 2쇄 발행 2024년 12월 30일
–
지은이 야마다 유지
옮긴이 김동연
–
펴낸이 장재순
펴낸곳 루미너스
주소 경기도 고양시 덕양구 덕수천2로 150(동산동)
전화 02-6084-0718
팩스 02-6499-0718
이메일 lumibooks@naver.com
블로그 blog.naver.com/lumibooks | **포스트** post.naver.com/lumibooks
출판등록 2016년 11월 23일 제2016-000332호
–
디자인 강상희
인쇄 도담프린팅
–
ISBN 979-11-973766-9-6 03510